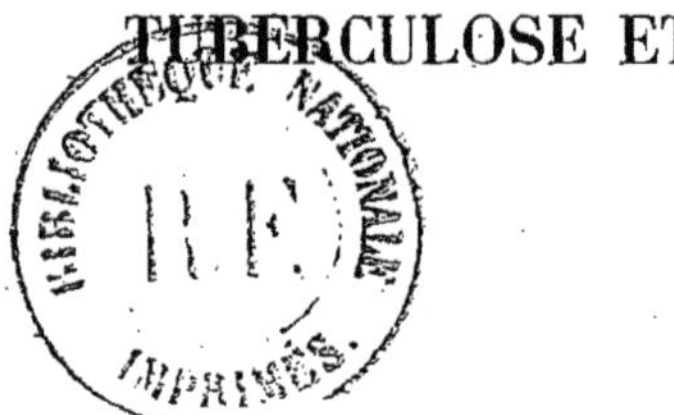

CONTRIBUTION A L'ÉTUDE DES RAPPORTS

DE LA

TUBERCULOSE ET DE LA PUERPÉRALITÉ

Docteur Claude GIRARD

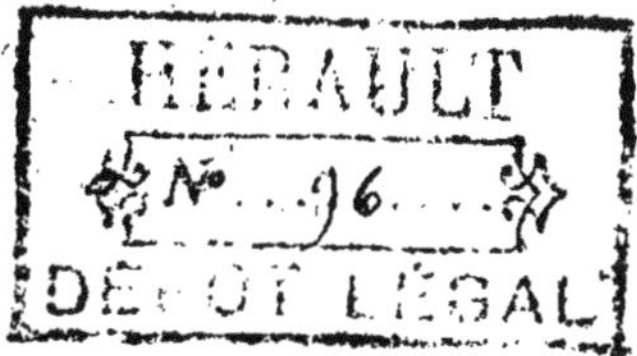

Contribution à l'Étude des Rapports

de la

Tuberculose

et de la

Puerpéralit

Montpellier
Firmin & Mont
—
1923

CONTRIBUTION A L'ETUDE DES RAPPORTS

DE LA

TUBERCULOSE ET DE LA PUERPÉRALITÉ

PAR

Claude GIRARD

DOCTEUR EN MÉDECINE

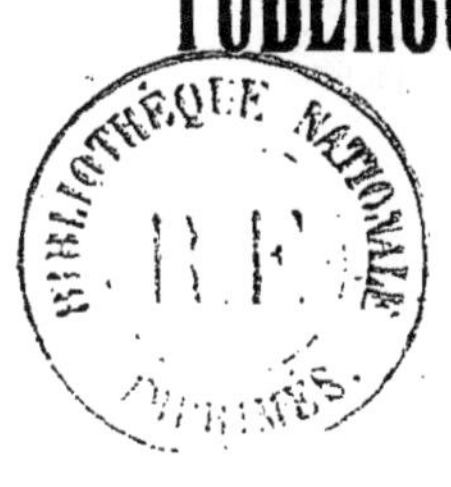

MONTPELLIER
IMPRIMERIE FIRMIN ET MONTANE
2, Rue Ferdinand Fabre et Quai du Verdanson
1923

PERSONNEL DE LA FACULTÉ

Professeurs

Anatomie	MM. GILIS.
Histologie	VIALLETON.
Physiologie	HEDON.
Chimie biologique et médicale	DERRIEN.
Physique médicale	PECH.
Botanique et histoire naturelle médicales	GRANEL.
Anatomie pathologique	GRYNFELTT.
Microbiologie	LISBONNE.
Pathologie et thérapeutique générales	BOSC.
Pathologie médicale et clinique propédeutique.	RIMBAUD.
Thérapeutique et matière médicale	VIRES.
Hygiène	BERTIN-SANS (H.)
Médecine légale et médecine sociale	N...
	DUCAMP.
Clinique médicale	VEDEL.
	FORGUE, *assesseur.*
Clinique chirurgicale	ESTOR.
	VALLOIS.
Clinique obstétricale	EUZIERE, *doyen.*
Clinique des maladies mentales et nerveuses	TRUC.
Clinique ophtalmologique	LEENHARDT.
Clinique des maladies des enfants	MASSABUAU.
Clinique chirurgicale infantile et orthopédie	De ROUVILLE
Clinique gynécologique	MOURET.
Clinique d'oto-rhino-laryngologie	JEANBRAU.
Clinique des maladies des voies urinaires	P. DELMAS.
Accouchements (ch. d. c.)	

Honorariat

Doyens honoraires: MM. VIALLETON et MAIRET.
Professeurs honoraires: MM. E. BERTIN-SANS, RODET, BAUMEL, TEDENAT, MAIRET.

Secrétaires honoraires: MM. GOT et IZARD

Chargés de Cours complémentaires

Anatomie	MM. DELMAS (J.)
Clinique propépeudique de chirurgie	RICHE.
Clinique des maladies syphilitiques et cutanées.	MARGAROT.
Médecine opératoire	SOUBEYRAN.
Pathologie chirurgicale	ETIENNE.
Accouchements	P DELMAS.
Pharmacologie	GALAVIELLE.
Matière médicale	CABANNES.
Médecine légale et médecine sociale	GAUSSEL.
Stomatologie	Dr WATON.
Histologie	Dr GRANEL (F.).
Clinique des maladies des vieillards	Dr BOUDET.

Agrégés en exercice

Médecine	MM. GAUSSEL. MARGAROT.	Chimie	MM. FLORENCE.
Anatomie	DELMAS (J.). RICHE	Histoire natur.	CABANNES. GALAVIELLE
Chirurgie	ETIENNE. LAPEYRE	Physique	N...

Examinateurs de la thèse:

MM. VALLOIS, professeur, *Président.* | MM. GAUSSEL, agrégé.
P. DELMAS, professeur.

A LÀ MÉMOIRE DE MES GRANDS-PARENTS

A MA GRAND'MÈRE

A MON PÈRE, A MA MÈRE

Puisse ce modeste travail demeurer
pour vous l'hommage de mon affec-
tueuse gratitude.

A MES AMIS

C. GIRARD.

AVANT-PROPOS

Avant d'aborder le sujet de ce travail, nous nous faisons un devoir d'adresser nos sentiments de reconnaissance à tous ceux qui, dès notre enfance, ont contribué à notre formation intellectuelle.

Que nos premiers maîtres de l'Ecole de Médecine de Clermont-Ferrand veuillent bien agréer toute notre gratitude. A Monsieur le professeur Maurin va notre reconnaissance toute particulière pour la bonté avec laquelle il nous a toujours accueilli. Aidé de Monsieur le docteur Grasset, il a su faire germer dans notre esprit le goût des sciences médicales. Messieurs les professeurs Billard, Buy, Lepetit, Piollet nous aidèrent de leur expérience; nous ne saurions trop les en remercier.

Nous n'aurions garde d'oublier tous nos maîtres de la Faculté de Lyon qui, durant la guerre, nous prodiguèrent leurs conseils et leur savoir.

A Montpellier nous avons trouvé dans l'antique Faculté de Médecine les facilités de travail et la science nécessaires à la formation d'un futur médecin. Que Messieurs les professeurs Forgue et Vallois, dont nous avons été l'externe, trouvent ici un faible témoignage de notre gratitude pour la sympathie qu'ils nous ont toujours témoignée. Que Messieurs les professeurs Ducamp, de Rouville, Delmas, Estor, Gaussel, Leenhardt, nous permettent *de leur adresser nos plus vifs remerciements pour la bien-veillance avec laquelle ils nous ont accueilli dans leurs services. Nous conserverons le souvenir de leur enseigne-ment que nous avons suivi avec le plus vif intérêt. Leurs conseils éclairés nous ont permis d'acquérir les connais-sances qui ont fait de l'étudiant d'hier le médecin d'au-jourd'hui.*

QUELQUES REMARQUES SUR CES OBSERVATIONS

Interruptions de la grossesse pour tuberculose pulmonaire. — Pneumothorax artificiel. — Influence peu marquée de la gestation sur la tuberculose. — Evolution rapide de la tuberculose pulmonaire durant les suites de couches. — Accouchement prématuré et avortement spontané causés par la tuberculose pulmonaire. — Rapports de la puerpéralité et de la tuberculose ostéoarticulaire. — Sort ultérieur des enfants.

CONCLUSIONS.

BIBLIOGRAPHIE.

CONTRIBUTION A L'ÉTUDE DES RAPPORTS

DE LA

TUBERCULOSE ET DE LA PUERPÉRALITÉ

INTRODUCTION

Le 15 mai 1917, Charles Richet disait, à l'Académie de Médecine: « Le nombre des naissances françaises diminue fatalement, inexorablement, avec autant de certitude et de précision qu'une pierre lancée dans l'air décrit une parabole régulière pour retomber sur le sol ». Ce cri d'alarme, jeté après bien d'autres, par un de nos plus éminents physiologistes, met en relief l'importance de la question par nous traitée. Il n'est peut-être pas de sujet où l'intérêt individuel et l'intérêt social soit en union aussi intime. Doit-on permettre le mariage aux tuberculeux? Peut-on les autoriser à allaiter? Une femme atteinte de bacillose pulmonaire doit-elle craindre de voir sa grossesse interrompue prématurément du fait même de sa tuberculose? L'enfant qui va naître sera-t-il normal ou atteint de malformations?

En effet, nos préoccupations médicales dépassent le cadre de l'individu; on envisage de plus en plus et à juste titre les conséquences sociales de la maladie et, comme nous savons mieux prévenir que guérir, les questions d'hygiène sont au premier plan. On s'inquiète aussi, en France, de la faiblesse de notre natalité, ce problème vis-à-vis duquel toutes les autres questions sont secondaires, car il s'agit de vivre ou de disparaître. En même temps une nouvelle science, l'Eugénique, dont le but est de nous apprendre à avoir des enfants sains et bien portants, s'efforce de réaliser l'amélioration de la race humaine.

Par l'importance de ses ravages, par son universalité, par ses effets sur la descendance, la tuberculose est au premier plan.

En 1884, à Paris, sur une population de 2.200.000 habitants et une mortalité globale de 57.000 sujets, Laudouzy (Congrès de Rome, 1905), relève 14.206 décès par tuberculose, dont 10.702 par tuberculose pulmonaire.

En 1903, l'Office Sanitaire de Berlin publiait une statistique montrant que la France avait 30 morts sur 10.000 provoquées par la tuberculose, précédant ainsi de loin l'Allemagne, l'Angleterre et l'Italie.

Les conditions de la vie moderne, l'entassement dans les logements des villes, le travail des femmes à l'atelier, le surmenage physique et cérébral, conséquence forcée de la formidable concurrence actuelle, semblent peu en rapport surtout pour les classes pauvres et modestes avec le repos et les soins que nécessite l'état de gestation, même chez une femme saine et à plus forte raison chez une malade.

L'atelier, en effet, par son manque d'aération, les poussières, les mauvaises odeurs, la malpropreté qu'il engendre peut être considéré comme un facteur important de tuberculose. La question se complique du travail des femmes enceintes qui ne trouvent, en rentrant chez elles, ni

feu, ni repas préparé, ni détente au contact d'une famille
que le travail au dehors a dispersée.

Or, la tuberculeuse n'a pas trop de toutes ses forces
pour lutter contre le bacille; la gestation amène un surcroît de travail organique, entraîne une hyperactivité de
tous les organes. Bar a démontré que la grossesse n'est
pas un sacrifice de l'individu à l'espèce, la femme saine
n'entame pas son capital, elle l'utilise mieux, réalisant
l'état de symbiose organique avec son fœtus, mais ceci à
condition que la femme soit saine; chez cette dernière,
seule, les diverses fonctions organiques sont équilibrées.
Chez les malades, au contraire, l'équilibre est rompu et,
outre les manifestations diverses de déficience des organes, nous sommes exposés à voir le mal s'étendre grâce à
l'affaiblissement du terrain. C'est pourquoi beaucoup
d'auteurs pensent que la grossesse n'est pas un événe-
ment favorable au cours de la tuberculose, et en particulier de la tuberculose pulmonaire. L'expérience clinique
semble, d'ailleurs, leur donner raison. D'un autre côté, si
la tuberculose est aggravée par la grossesse, devra-t-on
priver toute femme ayant eu, au cours de son existence,
une atteinte légère, mais indiscutable de ce mal, des joies
de la maternité et, du même coup, retrancher un apport à
la société?

Le médecin se trouvera-t-il en face d'un dilemme en
présence d'une tuberculeuse?

Doit-il lui interdire de se marier ou lui permettre le
mariage en lui conseillant d'éviter d'avoir des enfants
ou encore lui permettre d'être mère et, dans ce cas, l'aver-
tir du danger qui la menace: aggravation d'un état actuel
ou réveil d'anciennes lésions dont la malade ignore souvent la nature qu'on peut lui avoir cacher. Faudra-t-il,

dans certains cas, lui faire comprendre que la tuberculose est une maladie grave, insidieuse, avec des réveils soudains, que la science est encore incertaine de pouvoir enrayer?

La réponse variera suivant l'opinion que le médecin se sera faite sur le problème. A ne considérer que le côté strictement scientifique, il ressort des diverses discussions sur ce sujet que la réponse n'est pas facile. Au cours de ce travail nous verrons qu'il serait absurde de donner une réponse générale; chaque cas doit être pesé très soigneusement. Une scléreuse qui lutte victorieusement ne doit pas être mise sur le même pied qu'une malade dont les lésions sont du type caséeux, avec fièvre, amaigrissement, état général d'anergie de l'organisme.

Puis des considérations diverses interviendront et l'idée que se fera le médecin, la science ne lui donnant pas de réponse absolue, variera suivant sa mentalité pessimiste et optimiste, suivant sa confiance dans la thérapeutique possible, et suivant le désir très louable d'éviter certaines répercussions sociales et familiales que son conseil, s'il est suivi, pourrait entraîner.

Quand on lui demandera si une tuberculeuse peut se marier, s'il croit devoir déconseiller cette union, sa décision sera plus facile à faire accepter quand il s'agit de malades chez lesquelles l'affection est en évolution notoire. Mais combien sera-t-elle plus difficile à prendre dans le cas de ces lésions au début dont une vie saine et sans fatigue favoriserait la guérison. La condition sociale des malades ne devra-t-elle pas aussi intervenir et une famille qui va avoir besoin du gain de chaque jour ne se trouve-t-elle pas dans les plus mauvaises conditions? Que sera le sort des enfants? Il est bien bien entendu que les enfants, d'une façon générale, ne naissent pas tuberculeux, mais ils naissent particulièrement tuberculisables et les parents comprendront-ils la nécessité eu auront-ils les moyens de s'en séparer?

Nous devons dire, enfin, quelques mots sur les conséquences sociales du mariage des tuberculeux. La misère fait le lit de la tuberculose, cette misère est aussi horriblement prolifique. Tous ces petits enfants sont-ils condamnés à devenir la proie de la maladie, la question de l'hérédité directe étant, bien entendu, mise à part et la contagion se faisant dans le milieu familial puisque, de l'avis de Léon Bernard, à la Conférence internationale de Londres, contre la tuberculose, de juillet 1921, c'est la mère tuberculeuse qui, dans la famille, est le plus souvent l'agent de contagion pour ses enfants. Par suite de son état, la mère court-elle le risque d'être enlevée aux siens? En outre, si, par le fait de l'aggravation de sa maladie il lui faut des soins et même si ceux-ci sont largement attribués par l'Etat ou par la charité privée, il lui faudra abandonner son foyer, souvent alors déserté par le mari qui trouvera un refuge au cabaret, d'où ivrognerie, débauche et désunion consécutive de la famille. Pour les enfants, ni l'assistance, ni les œuvres spéciales, rien, en un mot, ne remplace la sollicitude maternelle.

Si la grossesse s'est heureusement terminée, si la femme reste à son foyer, le surcroît de travail que demande toujours l'élevage des enfants ne sera-t-il pas nuisible à celle à laquelle les médecins conseillent le repos et la vie au grand air?

Que faire, alors, pour éviter ces désastres? Quelle conclusion thérapeutique tirer des données précédentes? Nous laisserons de côté la question de l'avortement thérapeutique, dont nous aurons l'occasion de reparler plus tard et nous nous placerons au seul point de vue social.

Depuis la guerre, sans doute à cause de la multiplicité des cas de tuberculose déterminés par le fléau qui, durant quatre années, a ensanglanté le monde, les pouvoirs publics se sont émus. Déjà, en juin 1913, était votée une loi réglant le sort des femmes en couches; en octobre 1915, les militaires tuberculeux voyaient leur avenir assuré; enfin, en avril 1916 et septembre 1919, les lois Léon Bourgeois et Honnorat créaient et réorganisaient dispensaires et sanatoria. En outre, la surveillance active de la viande et du lait, la lutte contre l'alcoolisme, moins intense qu'elle pourrait l'être, agissaient indirectement mais très activement, cependant, sur la propagation de la tuberculose. Il reste encore, d'ailleurs, beaucoup à faire pour l'amélioration de l'habitation en particulier et l'exemple de l'Angleterre nous montre quels résultats on peut obtenir dans cette voie.

Deux mesures, très discutées à l'heure actuelle, nous permettraient, semble-t-il, de réaliser un progrès dans la lutte antituberculeuse: ce sont la déclaration obligatoire de cette maladie et le contrôle hygiénique du mariage.

Cette déclaration, facultative en France depuis la loi de 1902, est devenue obligatoire en Angleterre. Elle est assez mal vue par la majorité des médecins praticiens français. Il semble, en tous cas, qu'elle n'aura d'intérêt pratique que lorsque tous les autres rouages d'organisation antituberculeuse fonctionneront d'une façon effective, lorsque l'hygiénisation consécutive sera possible très rapidement, en un mot, enfin, lorsque les pouvoirs publics disposeront de moyens suffisants pour réaliser une assistance efficace. Elle doit être la dernière des mesures antituberculeuses.

Le certificat médical avant le mariage, qui a force de loi dans un certain nombre d'Etats de l'Amérique du Nord, est passible des mêmes objections. Sans doute, le Conseil Supérieur d'Hygiène allemand a émis, tout dernièrement, le vœu que l'on exige des futurs époux un certificat médical de bonne santé, délivré par des médecins spéciaux où « conseillers du mariage »; mais s'il est possible qu'un règlement puisse avoir des résultats dans des pays d'obéissance passive, de caporalisme traditionnel, des lois violemment coercitives peuvent produire des résultats absolument opposés sur le tempérament français. Il faut préparer une loi importante par un mouvement d'opinion, il faut, de longue main, faire une propagande habile, appropriée. Si l'on veut gagner le public, sans l'appui duquel toute loi n'est que carence, c'est en faisant son éducation qu'on y parviendra. L'hygiène est donc une question d'éducation populaire, c'est, ainsi que l'écrivait M. le professeur Chavigny, de Strasbourg, « la diplomatie de la médecine ».

HISTORIQUE

Cette question n'est pas nouvelle et a fait de tout temps l'objet des plus vives discussions.

Dès le début de l'art médical, Hippocrate écrivait: « *Juvenes cœlibes strumœi fuunt; postea vero matrimonio sponte curantur* ». Cette théorie optimiste fut, jusqu'au milieu du XIXe siècle, partagée par ces successeurs. Rozière, de la Chassaigne; Simes, d'Avignon; Cullen, au XVIIIe siècle, pensaient que la grossesse, par compression du poumon, réalisait son immobilisation relative et favorisait ainsi la cicatrisation de ses lésions. Lassègue, Fonsagrives, Portal, Dubois, Andral soutinrent que dans la majorité des cas les symptômes de phtisie pulmonaire s'amélioraient durant la gestation. Cornil, Hérard, Mercier crurent à l'influence, le plus souvent nulle, quelquefois même favorable, de la puerpéralité sur la tuberculose pulmonaire.

Ce fut le 2 octobre 1849 que Grisolle, devant l'Académie de Médecine, se basant sur 27 observations, essaya de prouver l'influence néfaste de la gestation sur la bacillose. Avant lui, en 1715, Mauriceau avait déjà écrit: « l'accouchement est un mauvais port où périssent les femmes qui ont une aussi méchante poitrine ». Louis (1843), Guéneau de Mussy, en 1868, Peter, Depaul, Charpentier, Wirchow, Dubreuilh, de Bordeaux; Gaulard, furent, tour-à-tour, du

même avis. Tarnier et Budin, enfin, vers 1886, s'expri-
maient ainsi: « la tuberculose agit d'une manière défavorable sur la grossesse et sur le produit de conception;
l'accouchement prématuré et l'avortement sont souvent
observés chez les femmes phtisiques et fréquemment l'enfant succombe plus ou moins longtemps après sa naissance ».

Donc, deux opinions absolument contraires se sont succédées au cours des siècles. Nous verrons que ces deux
théories trouvent encore des partisans parmi les auteurs
contemporains. La question reste en suspens.

ETAT ACTUEL DE LA QUESTION

a) ENVISAGÉE QUANT A LA MÈRE

Les discussions qui se sont succédées à l'Académie de Médecine, de juin à décembre 1922, montrent la difficulté du sujet. Nous n'avons pas la prétention de le résoudre. Pour l'étudier, nous l'envisagerons sous trois aspects. Nous considèrerons l'abord l'intérêt de la mère, puis celui de l'enfant; nous terminerons par quelques réflexions sur la conduite que doit tenir l'accoucheur. La question de l'avortement thérapeutique, très délicate et très controversée, sera envisagée enfin. La grande majorité des cliniciens admettent actuellement l'action défavorable de la gestation sur la tuberculose pulmonaire. Pour certains, cependant, cette influence ne serait pas constamment néfaste. Telle est l'opinion de MM. Dumarest et Brette d'Hauteville qui, dans un article de la *Presse Médicale,* de juin 1922, rapportent sept observations de femmes enceintes, atteintes de bacillose ulcérocaséeuse, avec expectoration baccilifère, chez lesquelles la grossesse a paru influencer favorablement et de la façon la plus nette le cours de l'affection.

Pinard, dans les *Annales d'Obstétrique et de Gynécolo-*

gie, de juin 1913, écrit : « Depuis 40 ans, je n'ai jamais vu de granulie durant la gestation ; j'en ai observé trois cas durant les suites de couches ». Bonnaire (Congrès de la Tuberculose, 1905) ; Sabourin, Laumonier, Monnier, enfin, sont à peu près du même avis.

A quelle cause attribuer cet effet favorable ? La grossesse produit-elle dans l'organisme une modification humorale susceptible d'influencer favorablement l'état pulmonaire ? Les recherches de Nobécourt et Paraf démontrent que cette hypothèse n'est pas fondée. Ces auteurs ont prouvé, en effet, comme nous le verrons par la suite, qu'il se produit, au contraire, au cours de l'état puerpéral, un état d'anergie tuberculinique. Serait-ce parce que, au cours de leur état, la plupart des femmes observent une hygiène plus rigoureuse, absorbent des aliments plus substantiels ? Cela est possible mais ne peut expliquer tous les cas. Il semble que l'on doive chercher la véritable cause de cette modification heureuse, dans la suppression des règles chez les femmes enceintes. Bezançon a montré que, très souvent, chez les tuberculeuses existait une fièvre prémenstruelle ; que très souvent aussi c'était au moment des époques que se faisaient les poussées évolutives graves. Ces faits tendraient à prouver l'influence nocive de la menstruation sur la tuberculose pulmonaire. C'est aussi l'avis de Sabourin qui se montre l'ardent défenseur de cette hypothèse et écrit : « Si la femme tuberculeuse passe ses mois de grossesse de façon satisfaisante, c'est que son organisme tout entier, et surtout ses poumons, sont soustraits à la répercussion de l'empoisonnement menstruel. Car, nous ne saurions trop le répéter, l'intoxication cataméniale est le plus grand ennemi de la tuberculose ». En prenant cette idée comme point de départ, le docteur

Guillermin, dans la *Revue Médicale de la Suisse Romande,*
de juillet 1919, propose, pour éviter l'influence nocive de
la menstruation sur la tuberculose, la castration ovarienne
des femmes au moyen de la radiothérapie. Si la théorie de
Sabourin semble expliquer les cas où la gestation a eu sur
la tuberculose un effet favorable, il apparaît, d'autre part,
que l'idée du docteur Guillermin ne puisse être envisagée
sérieusement et généralisée. Elle est dangereuse au point
de vue social, elle nous paraît, d'autre part, trop énergi-
que chez des femmes présentant de petits symptômes de
tuberculose et que l'on condamne ainsi à la stérilité. Peut-
on être assuré, d'ailleurs, qu'une femme, à qui l'on a sup-
primé les règles, ne fera pas cependant une forme grave
de tuberculose?

L'opinion pessimiste, au contraire, qui soutient l'action
néfaste de la gestation sur la tuberculose, rallie non seulement quelques éminentes personnalités françaises, mais
encore la plupart des auteurs étrangers, surtout allemands. Cette théorie est surtout défendue par Bar, qui,
en 1907, écrivait: « La grossesse a un rôle toujours défavorable quand les lésions sont avancées. L'accouchement
et les suites de couches paraissent avoir une influence
plus marquée encore ». En novembre 1922, le même auteur déclarait, devant l'Académie de Médecine, que sur
80 tuberculeuses enceintes vues dans son service, de 1916
à 1922, 15 étaient mortes. En Allemagne, Bumm nous dit:
« Chez les tuberculeuses, la conception n'est jamais désirable; l'affection pulmonaire est, en général, aggravée ».
En Italie, Marigliano, Bossi sont du même avis. En France, Gaussel écrit, en 1909: « Il semble bien que, d'une
façon générale, la grossesse aggrave la tuberculose ». Barbier, dans le *Traité de Médecine,* de Gilbert et Thoinot,
Léon Bernard et Sergent, de l'Académie de Médecine;

Hergot, de Nancy, Nobécourt, Ritz, se rangent à cette idée. Auvrard, enfin, applique à la question l'adage célèbre que Peter prononçait au sujet des cardiopathies et s'écrie : « Fille, pas de mariage ; Femme, pas de grossesse ; Mère, pas d'allaitement ».

De nombreuses raisons ont été données pour expliquer cette influence. Chambrelent a montré, en 1903, que, au début de la grossesse la femme possède une suractivité physiologique qui peut lui permettre de lutter avec avantage contre le processus tuberculeux. Ce qui aggraverait le pronostic de la tuberculose, ce serait le fonctionne ment défectueux des organes digestifs et des émonctoires naturels. Bar a trouvé qu'à l'état de grossesse la mère fixe plus d'azote, utilise mieux le soufre de ses albuminoïdes et le fer de ses aliments. Elle mobilise une plus grande quantité de phosphore et de chaux. Donc suractivité nutritive générale qui s'ajoute à celle antérieure du terrain tuberculisé et épuise davantage les réserves minérales. Hanot a pensé que la désagrégation des foyers tubercu leux pulmonaires sous l'influence de l'accouchement, déterminait une poussée bacillaire par embolies multiples. Schmort et Litzenberg invoquent aussi le brassage des tubercules placentaires. Malheureusement, pour cette hypothèse, Bar a montré que les lésions placentaires sont exceptionnelles. Begtrop incrimine les modifications qui se produisent dans le métabolisme des albuminoïdes. Sergent, enfin, attribue cette action néfaste à la décalcification et à l'atteinte des capsules surrénales et autres glandes de l'organisme, foie, rein, par l'intoxication gravidique.

Il est possible, il est même certain que ces théories expliquent un certain nombre de cas ; elles ne peuvent s'appliquer à la généralité des faits. Il semble qu'il faille chercher une explication dans l'anergie tuberculinique qui se produit au cours de la grossesse.

Ce fut Von Pirquet qui, le premier, étudia l'action anergisante de la rougeole et de la grippe dans la tuberculose. Stern appliqua cette théorie à la puerpéralité. Bar et Demaigne, cherchant à contrôler les résultats de Stern, ont conclu : « Il semble réellement qu'il y ait une sensibilité moindre des femmes enceintes saines ou ayant des lésions tuberculeuses, à la tuberculine ». Après de nombreuses recherches cliniques et expérimentales sur le cobaye, Nobécourt et Paraf, dans une séance de la Société Médicale des Hôpitaux, en 1919, développèrent, cette idée et mirent momentanément la question au point. La gestation déterminerait donc, d'après ces auteurs, dans l'organisme de la femme, un état de moindre résistance, une diminution formidable ou même une disparition complète de l'immunité tuberculeuse, se traduisant par l'absence de réaction à la tuberculine.

De cette façon on expliquerait encore scientifiquement pour quelle raison ce seraient surtout la fin de la grossesse, l'accouchement et les vingt jours qui le suivent qui seraient dangereux pour la tuberculose.

Dans 15 cas, sur 68 réactions positives, Nobécourt et Paraf constatèrent une disparition ou une diminution de la cutiréaction dans les jours qui suivirent l'accouchement, la réaction ne réapparaissant que 25 à 35 jours après. Cet état se manifeste d'ailleurs dès le sixième mois par la diminution du pourcentage et d'intensité des réactions positives. Ces résultats ont été contrôlés et approuvés par la clinique. Tarnier, en 1886, écrivait : « L'accouchement et les suites de couches, avec leurs fatigues, l'écoulement des lochies, aggravent aussi la tuberculose pulmonaire. On voit des femmes qui, après avoir paru rester dans un état stationnaire, s'éteignent rapidement quelques jours après l'accouchement ». Bumm conclut de même à une aggravation presque fatale de la tuberculose dans le post-partum. Léon Bernard, enfin, cite l'observation de 31 femmes enceintes : 17 fois c'est l'accouchement qui a réveillé la lésion pulmonaire ; Martin, de Berlin ; Bossi, de Naples, sont du même avis. Bar, à l'Académie de Médecine, s'exprime ainsi : « Si la tuberculose est légère, elle s'aggrave vers le cinquième mois de la grossesse et cette aggravation va croissant jusque vers la fin de la grossesse. S'il s'agit d'une multipare, la tuberculose s'aggrave à chaque grossesse. Un facteur important est la bilatéralité des lésions ».

D'une façon générale, d'ailleurs, cette aggravation survient non seulement dans les cas de tuberculose pulmonaire, mais pour les maladies infectieuses, Chauffard et ses élèves : Fiessinger et Robin, s'efforcent de le démontrer pour les états infectieux des voies biliaires. Il ne va pas sans dire, cependant, que seuls, l'accouchement et les suites de couches puissent donner un coup de fouet à la lésion bacillaire. On voit, d'une façon assez fréquente, celle-ci s'aggraver dès le début de la grossesse. On observe, d'autre part, certains cas où l'accouchement et les suites de couches ont une influence nulle sur elle. Il semble, cependant, que l'on puisse adopter les conclusions du Congrès de Rome : « Tolérance relative au début, accalmie au milieu, aggravation pendant le dernier tiers et surtout après l'accouchement ».

Il nous reste, maintenant, à expliquer la divergence de vues qui existe entre les auteurs sur cette importante question. C'est là, semble-t-il, chose facile. N'oublions pas, en effet, qu'il existe non pas des maladies mais des malades avec leur constitution spéciale, leur réaction toute personnelle, leur hérédité propre. Le danger, en effet, se mesure avec l'âge de la malade (l'intervalle qui s'étend entre 20 et 30 ans est surtout à craindre). Il faut tenir compte aussi, ainsi que le montrèrent Hergott et Paul Dubois, de l'influence néfaste des grossesses répétées. Ainsi rentre en jeu toute la question du terrain que nous ne pouvons développer.

Il existe, d'autre part, différentes formes de tuberculose pulmonaire. Et nous ne pouvons mettre sur le même pied la tuberculose fibreuse qui est une guérison clinique, une forme cicatricielle de la lésion, la tuberculose ulcérocaséeuse, évolutive, sans aucune tendance à la sclérose et les manifestations tuberculeuses banales, telles que les pleurésies. Nobécourt et Paraf, rapportant les observations de 23 femmes enceintes tuberculeuses, constatèrent, dans quatre formes fibreuses, des accouchements et des enfants normaux, de même dans huit autres cas, à forme de pleurésies et de congestions pulmonaires, dans les formes ulcérocaséeuses, 8 morts et 2 cas très graves s'acheminant rapidement vers l'issue fatale.

Ajoutons, enfin, que les erreurs de diagnostic doivent entrer en ligne de compte. C'est ce qui fait dire à Rist : « Le diagnostic de tuberculose pulmonaire est fait, à l'heure actuelle, par nombre de médecins avec une légèreté telle et sur des critères si fragiles que la proportion des erreurs de diagnostic devient véritablement inquiétantes ». C'est que, en effet, la bacillose pulmonaire, à son début, est très difficile à reconnaître. Elle se manifeste souvent sous un masque trompeur (anémie, bronchite tenace).

Aussi est-il nécessaire de bien individualiser et sérier les cas, de tenir compte du terrain et de la forme de tuberculose et, avant de vouloir discuter une question aussi importante par ses conséquences, de poser un diagnostic sûr.

Nous venons d'envisager la gestation comme cause aggravante de la tuberculose en évolution; elle se manifeste parfois, cause prédisposante ou déterminante, et ces cas ne sont pas les moins sérieux. Freund écrit que la tuberculose encore latente peut devenir manifeste pour la première fois durant la grossesse, et Rist, en 1921, devant la Société d'Ostétrique et de Gynécologie de Paris, soutient que la grossesse déclanche la tuberculose chez les prédiposées. Sakka Ali, dans sa thèse de 1918, rapporte 35 observations de femmes enceintes tuberculeuses, chez lesquelles quinze fois la tuberculose pulmonaire a débuté avec la grossesse.

L'évolution des lésions peut, dans ces cas, être lente et passer quelquefois inaperçue, mais souvent elle est particulièrement rapide et peut emporter la malade en quelques jours. Bar déclare, en effet: « les plus inquiétantes sont les femmes qui ont eu des poussées de tuberculose passées inaperçues et qui, pendant la grossesse et après l'accouchement, font brusquements des accidents très graves ». Coulaud explique le fait par la suractivité thyroïdienne qui se produit durant la grossesse et semble diminuer l'immunité. Nobécourt invoque l'anergie tuberculinique qui se produit au cours de cet état. Quoi qu'il en soit, c'est là un notion très importante à connaître par suite de ses conséquences sociales et thérapeutiques.

Nous venons d'étudier l'influence de la gestation sur la tuberculose. Nous devons maintenant envisager l'influence de la tuberculose sur les différents stades de l'état puerpéral. La plupart des auteurs s'entendent pour soutenir l'influence quelquefois nulle, souvent désastreuse, de la tuberculose sur la gestation. Elle varie, d'ailleurs, avec chaque malade et chaque forme de lésion. Nous ne reprendrons pas cette étude faite précédemment.

Sur la grossesse, l'action de la bacillose pulmonaire est quelquefois parfaitement négligeable. Il n'en est cependant pas toujours ainsi et c'est ce que nous montrent les statistiques de Grisolles, de Bourgeois, de Dubreuilh, de Bordeaux.. Bonnaire et Laudouzy pensent que la femme tuberculeuse est rarement fécondée. Péauh André, dans sa thèse de 1920, rapporte 212 cas de tuberculose pris à la clinique Beaudelocque et chez lesquels il se produisit 99 accouchements à terme, 62 accouchements à 8 mois 1/2, 23 à 8 mois, 11 à 7 mois. Tarnier et Budin écrivent: « La tuberculose agit d'une manière défavorable sur la grossesse et sur le produit de conception; l'accouchement pré maturé et l'avortement sont souvent observés chez les femmes phtisiques ». Bumm ajoute: « La tuberculose pulmonaire ne trouble pas le cours de la grossesse, mais si la fièvre et la toux sont intenses, l'accouchement survient prématurément ». Donc, accouchement prématuré et avortement tels sont les deux accidents principaux à redouter chez les baccillaires enceintes. Ils ne sont d'ailleurs pas constants. Lœser Gertrude, dans sa thèse de 1914, présente 26 observations où la bacillose n'occasionna aucune interruption de grossesse. Aussi nous semble-t-il logique d'adopter comme conclusion la parole de « Freund: « Dans les cas peu graves la tuberculose n'exerce pas d'influence considérable ni sur la grossesse ni sur l'accouchement, ni sur les suites de couches; dans d'autres cas

elle produit assez souvent l'arrêt spontané de la grossesse».
L'interruption serait alors attribuable; à la rupture pré-
maturée fréquente des membranes se produisant dans un
effort de toux; à la mort *in utero* du produit de conception;
aux troubles de la circulation chez des malades atteintes
de lésions étendues et dans quelques cas rares à des lésions placentaires.

Sur l'accouchement, l'influence de la tuberculose pulmonaire ne semble pas considérable. Péanh André, dans
177 observations, note 150 fois l'accouchement spontané.
Lœser Gertrude rapporte 26 cas avec 21 accouchements
normaux. Sans doute la dyspnée peut-elle gêner la marche
du travail en empêchant les efforts d'expulsion; mais il
est d'usage de ne pas autoriser ces efforts, très dangereux
par les hémoptysies qu'ils peuvent provoquer et d'appliquer le forceps dès que la dilatation est complète.

Les hémorragies de la délivrance sont plus fréquentes
et plus abondantes chez les tuberculeuses. D'ailleurs, ces
dernières, durant les suites de couches, sont dans un état
de moindre résistance qui favorise l'infection puerpérale,
due au streptoccoque ou même au bacille de Koch. Ce sont
là des faits indiscutés, reconnus par tous et sur lesquels
ils nous semble inutile d'insister longuement.

Enfin, une dernière question se pose: celle de l'influence
de l'allaitement sur une jeune mère tuberculeuse. Peut-on
lui permettre de nourrir son enfant ou doit-on craindre,
si elle le fait, une évolution rapide de ses lésions? Les discussions se sont succédées et, actuellement encore, deux
théories sont en présence. Les uns, tels que Pidoux, Sabourin, autorisent, conseillent même, l'allaitement, de façon
à éviter le retour des règles. « Si cette femme (tuberculeuse), dit le dernier, dans les semaines qui suivent sa déli-

vrance, alors qu'on l'empêche d'allaiter, rechute sous une forme grave de tuberculose, c'est parce que la période d'allaitement, phase normale de la maternité, est remplacée par la fonction menstruelle, pendant les six, huit, dix mois que cette femme aurait dû être nourrice ; c'est parce que les règles se rétablissent et que l'intoxication menstruelle assomme d'un coup son organisme que tout cela est mis en moindre résistance vis-à-vis du bacille et de toute la flore microbienne qui l'accompagne ». Et le même auteur conclut en disant : « Nous pensons donc qu'il faut ordonner l'allaitement à la femme qui a mené à bien sa grossesse et qui se montre comme devant être une bonne nourrice, selon toutes probabilités. En somme, ce qu'il faut éviter, surtout, c'est la suppression de la lactation qui entraînerait le retour de la fonction menstruelle, dont l'échéance, à notre avis, ne sera jamais trop lointaine ». Il se peut que parfois l'allaitement ait cette influence favorable, mais il ne semble pas que l'on doive, comme le fait Sabourin, généraliser le fait. Nombreux sont les exemples de tuberculeuses qui, ayant échappé à la mort durant la gestation, succombent au cours de l'allaitement. Ici, encore, d'ailleurs, il convient de distinguer entre les différentes formes de bacillose, les lésions fibreuses présentant beaucoup moins de danger que les lésions ulcéro-caséeuses. Quoi qu'il en soit on ne peut nier l'influence désastreuse fréquente de la lactation. C'est l'avis de Tarnier qui prend comme règle de ne jamais permettre à une mère tuberculeuse de nourrir son enfant, même si, sans avoir de lésions elle-même, elle est prédisposée par hérédité. Ainsi agissent Bumm, Ribement-Dessaignes, Lepage, Marfan, Variot, Renon. Demelin et Budin sont éclectiques et permettent la lactation dans certaines formes fi-

breuses. Mais l'allaitement dangereux pour la femme par
les fatigues qu'il lui impose, par la déminéralisation qu'il
produit, ne l'est pas moins pour l'enfant par la contagion
qu'il entraîne. Contagion de milieu, d'abord; l'enfant se
trouvant en plein foyer bacillaire, en contact presque con-
tinu avec sa mère qui le soigne, l'embrasse, le nourrit; contagion par le lait ensuite. Chambrelent et Vallée, étudiant
le lait de quinze femmes tuberculeuses, l'inocule après centrifugation à des cobayes; deux de ces inoculations furent
positives. A noter, naturellement, qu'il n'existait aucune
lésion bacillaire locale des glandes mammaires, capable
de fausser le résultat Bien qu'il soit faible, ce rapport
suffit pour interdire l'allaitement. Ce dernier fait nous
amène tout naturellement à l'étude de l'hérédité tuberculeuse, question délicate, non encore résolue.

Nous passerons sur la difficulté de l'expérimentation.

b) Envisagée quant a l'enfant

La question de l'hérédité tuberculeuse serait importante
à résoudre à deux points de vue: social, d'abord, car de sa
solution dépendront en partie les conseils que devra donner le médecin à une jeune fille tuberculeuse qui vient le
consulter avant son mariage. Importante aussi au point de
vue purement médical, car la conduite à tenir envers le
nourrisson variera suivant que le praticien sera persuadé
que celui-ci est sain, infecté de bacilles ou simplement prédisposé. Il apparaît, enfin, que le pronostic sera essentiel-
lement variable suivant les différentes opinions que l'on
se sera faites à ce sujet.

L'hérédité directe, l'hérédité de la graine admise sans conteste depuis Hippocrate, fut battue en brèche par les travaux de Villemin (1865) et la découverte de Koch. Il s'écoula même un temps où la plupart des auteurs la considérèrent comme tout à fait exceptionnelle. On tend actuellement à augmenter sa fréquence. Nous ne voulons parler ici que de l'hérédité maternelle; l'hérédité paternelle, soutenue par Maffucci et Baumgarten, n'a été, jusqu'à ce jour, démontrée par aucune observation clinique, par aucun fait expérimental. La présence de bacilles de Koch dans le sperme d'homme tuberculeux est encore l'objet de nombreuses discussions, bien que les travaux de Babes, Cornil, Verneuil, Landouzy semblent démontrer la réalité de cette présence. Mais, alors, une question se pose. Comment, dans les cas d'hérédité maternelle, se fait le passage du bacille de la mère au fœtus? Litzenfrey a bien trouvé des bacilles dans l'ovule, mais cette tuberculose congénitale, d'origine ovulaire, semble peu vraisemblable, car il est bien probable que de tels œufs sont inaptes à être fécondés. En général, ce n'est pas par infection tuberculeuse de l'ovule que le fœtus se contamine, c'est par le passage des bacilles à travers le placenta maternel, auquel il arrive par la voie sanguine; l'hérédité de la graine est donc liée à l'infection bacillaire du sang chez les femmes phtisiques. Or, nous savons, par les faits cliniques et les recherches expérimentales et bactériologiques, que l'infection sanguine chez les tuberculeuses non granuliques est inconstante et passagère, due vraisemblablement à des leucocytes bacilliférés venus de foyers tuberculeux; que, d'autre part, le bacille ne cultive pas dans le sang. De là l'énorme différence à établir entre les femmes présentant des lésions de tuberculose aiguë granulique, de tuberculose ulcéreuse, avec cachexie qui, comme l'ont montré Steinhel et Straus, ont leur sang le plus souvent virulent et celles qui présentent des lésions au début, latentes ou non évolutives, chez lesquelles le bacille, très localisé, ne pénètre pas dans la circulation. Le placenta peut être tuberculeux ou, d'ailleurs, ne présenter aucune lésion apparente et, dans ce cas, une inoculation au cobaye, ainsi que l'ont fait Landouzy, Martin et Charrin, montre qu'il est cependant bacillifère. Ce qui tendrait à prouver cette contagion d'origine placentaire, c'est que chez les enfants morts de tuberculose congénitale, le maximum des lésions, ou même leur unique localisation apparente, se trouve au niveau du foie qui peut subir une dégénérescence graisseuse et dont les ganglions sont touchés. Mais à quel moment de l'état puerpéral se produit le passage du bacille? Logiquement il existe deux périodes : durant la grossesse, les lésions tuberculeuses gagneraient les vaisseaux villeux, durant l'accouchement, et, dans ce cas, ce serait les contractions utérines qui provoqueraient des effractions placentaires. Donc l'hérédité de graine existe; tous les auteurs sont d'accord sur ce point. Cela a été démontré par les travaux de Laudouzy, Martin, en 1883; de Lœderich et nombre d'autres. Ce qui serait important à déterminer et ce qui justement fait l'objet des plus vives discussions, ce serait la fréquence même de cette hérédo-contagion.

Paul Courmont en cite 20 observations certaines. Vignal, poursuivant ses recherches, chez Tarnier, durant huit années, n'a jamais trouvé de lésions tuberculeuses ni dans le placenta, ni dans les organes du fœtus né de mère tuberculeuse; expérimentalement aussi, en particulier chez la vache, on observe rarement cette transmission

intra-utérine de la tuberculose (Nocard). Kuss déclare que
l'on connaîtrait seulement 140 exemples de transmission
de graine, dont 40 dans l'espèce humaine. Koch est à peu
près du même avis. Au contraire, Schmorl, examinant, en
1904, vingt placentas de femmes bacillaires, trouve neuf
fois des lésions tuberculeuses ; Schlinpert cite quatre observations positives sur sept placentas ; Bar, quatre sur
douze ; Novak et Rauzel, traitant, en 1910, par l'an-
tiformine six placentas de tuberculeuses paraissant
sains, trouvèrent, dans quatre cas, des bacilles tuberculeux dans le résidu. Lehmann, enfin, donne un résultat de
45 0/0 de faits positifs. Donc, depuis ces dernières années
cette hérédo-contagion semble se faire moins rare, probablement grâce aux progrès des moyens d'investigation.
Et c'est ce qui nous explique, en partie, la divergence qui
existe entre les auteurs. Il est nécessaire, en effet, pour
obtenir des faits concordants, de faire porter les observations sur des femmes arrivées au même degré de leurs lésions et de ne pas mettre sur le même pied des granuliques et des tuberculoses fibreuses. Chez la même femme
ces influences héréditaires sont elles-mêmes variables et
dépendent d'une série d'incidents survenus durant la grossesse, qui peuvent aggraver ou non la tuberculose de la
mère. Elles dépendent aussi de l'influence que la grossesse
elle-même va exercer sur la marche de celle-là : des conditions physiques et morales de vie de la mère durant la
gestation, des maladies intercurrentes, tous états qui
constituent les conditions les plus favorables à la tuber-
culisation du fœtus. En outre, il est avéré, ainsi que la
montré Baumgarten, que le fœtus, à sa naissance, peut
être bacillisé sans que, à l'œil nu, on puisse constater traces
de lésions tuberculeuses. L'hérédité ne se manifesterait

que très tardivement et nous reviendrons sur ce point en traitant plus loin du sort ultérieur des enfants.

Grancher, Straus, Leyden, Heller, Vignal, Hutinel, Doléris n'ont pu, par inoculation d'organes au cobaye, provoquer le développement de la tuberculose; mais ils opéraient avec des fragments d'organes. Galtier, Gœrtner, inoculant le fœtus lui-même, sont arrivés à des résultats tout autres et ont obtenu 20 0/0 d'inoculations positives. Ces derniers faits nous montrent la complexité et la subtilité de ces recherches. Nous concluons donc, à l'encontre de Sabourin, qui déclare: « Il est naturellement bien entendu que le bacille de Koch ne se transmet pas des géniteurs au produit », en disant que le placenta n'est pas un filtre parfait; l'hérédité directe, l'hérédité de graine existe mais il n'est pas encore possible d'en fixer la fréquence avec quelque exactitude.

Mais le fœtus non infecté à sa naissance a hérité de ses générateurs une prédisposition à la tuberculose: c'est l'hérédité de terrain. Impressionné dans son développement organique il peut présenter des lésions d'apparence non tuberculeuse, des dégénérescences, des malformations, stigmates, rangés sous le nom d'hérédité hétéromorphe et qui est une suite logique à l'hérédité de terrain. Nous terminerons ce chapitre en parlant de l'hérédité tuberculeuse tardive, ce qui nous amènera à envisager le sort ultérieur des enfants.

L'influence de la tuberculose des parents sur la prédisposition des rejetons n'a pas été admise sans réserves. Il semble, cependant, que les observations de Perrin et Spielmann (de Nancy), doivent lever tous les doutes. Ces auteurs, examinant 100 enfants pris les uns dans des familles tuberculeuses, les autres indemnes de toute atteinte bacillaire, ont trouvé, chez les premiers, 26 enfants devenus tuberculeux, 39 de mortalité totale et 56 de déchet total; chez les seconds, 2 enfants seulement étaient devenus tuberculeux, 26 de mortalité totale et 27 de déchet total. Il s'agit de déterminer la cause de cet état. Sans doute la déchéance du terrain sur lequel l'enfant se développe explique, en partie, sa débilité. Cependant il faut donner une place aux poisons tuberculeux, aux toxines venues de la mère qui n'ont aucune difficulté pour traverser le placenta, ainsi que l'ont montré Courmont, Riche, Charrin, Gley, Maffucci. Cette prédisposition sera d'ailleurs plus ou moins accentuée, suivant le stade auquel seront parvenues les lésions de la mère. Elle se traduira par du lymphatisme, de la scrofule ou autres accidents. Cette hérédo-prédisposition est-elle spécifique au sens strict du mot ou est-elle, au contraire, l'expression d'une débilité congénitale qui exposerait le rejeton à toutes les infections?

Parfois, l'enfant, à sa naissance, n'a pas hérité seulement d'une simple prédisposition. Il présente des tares biologiques ou organiques plus ou moins apparentes qui sont, d'après les travaux de Charrin et de ses élèves, le résultat de la tuberculose des générateurs. Envisageons d'abord les monstruosités. Elles sont liées à une hyperfécondation, se produisant, comme l'a montré Fol, quand l'œuf provient d'un être affaibli, malade. Il existe deux formations embryonnaires, deux lignes primitives se développant parallèlement; si, à un moment donné, ces lignes primitives se fusionnent, il en résulte la formation d'un monstre double, avec toutes ses variétés.

Passons aux malformations congénitales, étudiées par Charrin et Lersey. Nous citerons, en autres: polydactilie, spina bifida, pied bot, bec de lièvre, torsion des os longs, tuméfaction des épiphyses. Hanot insiste sur la lobutation du foie et des reins. Nous ne ferons que passer sur les rétrécissements de l'artère pulmonaire, l'aplasie artérielle Bœmer, Beneke), la chlorose (Trousseau), l'emphysème pulmonaire congénital.

Ostmann, dans la *Revue de la tuberculose*, de 1902, signale l'extrême fréquence de la surdité chez les hérédo-tuberculeux.

Signalons, en outre, un hypofonctionnement général de tous les organes. « Quant les rejetons viennent à terme, écrit Barbier, leur poids est, en général, au-dessous de la normale; ils présentent les caractères des enfants débiles, grêles, chétifs et se refroidissent avec la plus grande facilité. Leur croissance est faible ou nulle, ils ont des phénomènes dyspeptiques habituels, des tendances aux entérites graves ou à rechutes et ils finissent par succomber avec un poids inférieur à celui de la naissance ». Les fèces, l'urine, contiennent plus d'azote qu'à l'état normal; il se produit une diminution des sécrétions glandulaires de ce fait que les capsules surrénales élèvent peu la pression sanguine; les muqueuses, sèches, sont privées de mucus.

Un mot, enfin, sur l'habitus extérieur des hérédo-tuberculeux. Déjà Aretée en avait tracé un tableau. On accorde actuellement à ces enfants un thorax bien spécial, retréci à sa partie supérieure. La poitrine est étroite et réduite dans tous les sens, les clavicules sont enfoncées, les épaules projetées en avant, les omoplates saillantes, forment le scapula alata; la colonne vertébrale proémine, les muscles respiratoires sont grêles. Ajoutons les doigts hippocratiques, le retard de la dentition, la camptodactylie et nous aurons le tableau classique et bien schématique, mais non toujours exact du prédisposé, né de parents tuberculeux. Les causes qui engendrent ces tares physiologiques sont les mêmes que celle qui provoquent l'hérédo-prédisposition. Elles sont la conséquence de la toxine tuberculeuse maternelle, amenant des troubles dystrophiques plus ou moins accentués dans tous les organes.

Et nous voyons les conséquences formidables de la tuberculose sur le fœtus. Elle est une cause importante de mort, Soit que l'exitus ait lieu dans l'utérus même de la mère ou que le débile soit emporté brusquement par une infection relativement bénigne qui n'aurait pas de conséquence grave sur l'enfant sain ; soit, enfin, que le décès se produise par suite des dystrophies précédemment étudiées. Certains auteurs, Baumgarten en particulier, vont plus loin. Ils admettent que le microbe envahissant l'enfant par hérédité directe durant la vie intra utérine, peut rester sommeillant dans quelque coin de l'organisme, pour se réveiller plus tard, après plusieurs années. Et c'est là la théorie de l'hérédo-tuberculose tardive, analogue, en cela, à l'hérédo-syphilis. Le bacille, resté latent plus ou moins longtemps, deviendrait ultérieurement virulent sous l'influence de causes adjuvantes, telles que rougeole, coqueluche, traumatisme. Ainsi certaine tuberculose développée à l'adolescence pourrait être due à la pullulation de germes de contagion fœtale. Cette notion hérédo-tuberculose tardive, bien qu'elle ne soit pas encore démontrée, donne une ampleur plus grande à la question et aggrave encore les conséquences de l'hérédité tuberculeuse.

c) Envisagée au point de vue thérapeutique

Toutes les recherches faites sur les rapports de la tuberculose et de la puerpéralité tendent à un seul but pratique. Quelle ligne de conduite devra suivre le médecin consulté? Tous les auteurs s'accordent pour traiter médicalement la tuberculose.

Nous n'avons pas à envisager ces procédés dans une thèse d'ordre purement obstétrical. Au cours du travail, tous les cliniciens fixent cette règle absolue, ne pas laisser faire à la femme d'efforts d'expulsion et terminer l'accouchement artificiellement dès que la dilatation sera complète. Mais, en présence d'une femme tuberculeuse enceinte, dont les lésions continuent à évoluer, que faire? Les uns qui, comme Pinard, ne croient pas à l'influence constamment défavorable de la gestation, restent dans une expectation armée. Les autres interviennent; c'est alors que se pose la question si débattue de l'avortement provoqué thérapeutique.

L'interruption artificielle de la grossesse, proposée déjà au Congrès de Rome de 1886, par deux Italiens, Pasquali et Bompiani, a été défendue plus tard, en 1890, par William Ducan et l'Ecole Allemande. Actuellement, de nombreux auteurs étrangers et quelques accoucheurs français sont interventionnistes. Bumm, de Berlin, déclare: « Si les forces diminuent, si l'on constate la progression du mal, l'intervention de l'avortement artificiel est non seulement justifiée, mais s'impose sans hésitations ». Certains auteurs allemands, tels que Hermann, Hamburger, vont même plus loin et l'admettent sans restriction. Marigliano a formulé ainsi mathématiquement la conduite à tenir: « Tuberculose + gestation = accouchement thérapeutique ». En France, Bar, Brindeau, Chambrelent, Sergent, se sont faits les défenseurs de l'intervention. Elle doit avoir des indications assez précises. C'est ainsi que Sergent, dans le *Journal de Médecine et de Chirurgie pratique,* du 25 avril 1922, écrit: « L'interruption de la grossesse est à discuter dès qu'on constate l'apparition d'un certain nombre de symptômes indiquant que la tuberculose s'allume ». Et ceci nous amène à étudier dans quelles conditions doit avoir lieu cette intervention. Chez quelles femmes doit-on la proposer et à quel moment de la grossesse doit-on la pratiquer ? « Chez les phtisiques avancées, nous dit Bumm, l'interruption de la grossesse n'a pas de valeur, car on sacrifie l'enfant sans grand profit pour la mère et celle-ci risque de succomber aux suites de l'intervention destinée à lui prolonger la vie ». Bar : « L'avortement, malgré ses conséquences au point de vue médical et social, doit être envisagé chez des malades peu atteintes que n'améliore pas le traitement médical et qu'aggrave la grossesse... Il ne faut pas attendre, pour cela, que les lésions pulmonaires soient trop avancées. Toutefois, il y aurait intérêt à n'intervenir que dans les trois derniers mois de la grossesse ». Cependant on pourra intervenir dès le début chez les malades qui ont une forme curable ou améliorable de la tuberculose, si les lésions s'aggravent dès le début de la grossesse, s'il y a propagation au larynx, s'il existe des hémoptysies répétées et abondantes. Telles sont les conclusions auxquelles fut amené le docteur Dautier, dans sa thèse de 1920 et qui nous paraissent synthétiser assez bien l'opinion courante des interventionnistes. Voyons, maintenant, quels sont les résultats ? Tecon de Leysin, publiant une statistique, en 1913, déclare que, dans les trois-cinquièmes des cas, l'avortement provoqué donna des résultats satisfaisants ; dans un-cinquième des cas les effets furent nuls et dans un-cinquième des cas la tuberculose de la mère en reçut un coup de fouet. Sergent, devant l'Académie de Médecine, en 1922, déclare qu'il eut, durant sa carrière, l'occasion de conseiller trois fois l'interruption de la grossesse pour tuberculose pulmonaire et que, dans les trois cas, les malades s'étaient notablement améliorées, les symptômes alarmants avaient disparus. Il est nécessaire, de toutes façons, d'éviter l'exagération dans cet ordre d'idées. M. le professeur Commandeur, de Lyon, ne cite-t-il pas le cas d'une clinique étrangère où il fut pratiqué, en un an, cinquante avortements thérapeutiques chez des baccilaires enceintes!

A coté des interventionnistes, interventionnistes à outrance et interventionnistes sous conditions, se trouve le parti des abstentionnistes, qui comprend, semble-t-il, la majorité des accoucheurs français. Pinard, au Congrès de Rome de 1902 a donné la formule thérapeutique suivante: « Soigner la tuberculose, surveiller la grossesse ». Aucune considération ne peut, pour lui, légitimer l'arrêt de la gestation. Il ne connaît aucune maladie qui se trouve améliorée du fait de l'interruption de la grossesse. Desmarest et Brette préconisent une conduite tout aussi absolue: « Nous n'admettons l'avortement dans aucun cas. Ou bien le cas est favorable, et alors il est évident que l'interruption artificielle, qui est de l'avis de tous les accoucheurs un désastre pour la mère, offre plus de risques que d'avantages, ou bien l'évolution baccillaire est sévère et, dans ce cas, l'avortement qui tuera l'enfant ne sauvera pas la mère ». Hergott, de Nancy, Léon Bernard, Demelin soutiennent la même théorie. Vallich admet, au contraire, l'avortement thérapeutique, mais dans des cas tout à fait exceptionnels. Les raisons qu'invoquent ces auteurs pour repousser aussi radicalement l'interruption de la gestation sont les suivantes:

La première est donnée par Rist, qui écrit: « Donner un blanc-seing au médecin en pareille matière, l'autoriser à provoquer l'accouchement dès qu'il soupçonne la tuberculose, ce serait ouvrir la porte aux abus les plus abomi-

.nables ». Les avortements se chiffrent, en effet, chaque année par milliers et il est évident que cette conduite pourrait devenir un argument terrible pour les avocats qui s'en font les défenseurs. La deuxième raison, d'ordre purement médical, se base sur le fait suivant: il est impossible d'affirmer que l'interruption de la gestation donnera de bons résultats. S'il s'agit, en effet, de tuberculeuses arrivées aux derniers mois de la gestation, tout le monde est d'accord pour s'abtenir. S'il s'agit de tuberculeuses au début de la gestation et de lésions initiales localisées, on peut espérer qu'elles s'arrêteront spontanément et on ne peut affirmer que l'avortement les arrêtera. S'il s'agit, enfin, de lésions avancées bilatérales, on ne peut guère compter sur l'efficacité de l'avortement et la gestation peut, de même, conduire à la naissance d'un enfant. Il est, en tous cas, impossible d'affirmer que la mère soit en danger extrême, que le danger est sous la seule dépendance de la gestation, que l'interruption de celle-ci écartera le danger, que l'avortement ne soit pas aussi malfaisant sur la tuberculose que l'accouchement, que les lésions ne s'aggraveront pas tout aussi bien après l'avortement ou l'accouchement prématuré qu'après l'accouchement à terme.

Nous passerons sur la conduite préconisée par certains auteurs étrangers, surtout allemands; ils proposent la stérilisation des femmes mariées tuberculeuses par l'hystérectomie ou par la radiothérapie. Bumm écrit: « Quand les femmes ont déjà des enfants et que les conceptions se renouvellent facilement, on aura le droit de recourir à la stérilisation. La femme doit être âgée, multipare, ne plus désirer d'enfant, présenter des lésions susceptibles de rétrocéder, ne pas être enceinte de plus de quatre mois ».

Sarwey, Neumann, Dietzmann, Selheim, Jochske soutiennent cette théorie. Nous nous contenterons de signaler cette méthode et les dangers sociaux qu'elle représente. Elle n'est pas usitée en France.

Nous n'avons pas l'intention de résoudre les questions délicates dont il vient d'être fait mention. Elles ont été débattues longuement, sans recevoir de conclusion, dans différentes sociétés savantes, en particulier devant l'Académie de Médecine, durant le dernier semestre de l'année 1922. Nous pensons, en effet, que l'on ne peut synthétiser la conduite à tenir dans des formules mathématiques, que l'on ne peut la définir en termes généraux. Trop de points de vue différents entrent en jeu; d'autre part, et nous l'avons déjà dit dans le premier chapitre de cette partie, chaque malade réagit avec son individualité propre, avec ses lésions spéciales et différentes. Il est donc nécessaire de sérier les cas; il faut que le médecin ait là une opinion éclectique; il doit être opportuniste. Il semble que l'opinion trop absolue de certains abstentionnistes soit exagérée. Sans doute, celle de Maragliano, tombant dans le travers opposé, est mauvaise. Cependant il apparaît que l'interruption de la grossesse, pratiquée dans certaines conditions, chez des femmes dont les lésions ont été soigneusement analysées, dont le diagnostic est précis et détaillé, ait donné de très bons résultats. Le médecin pourra s'aider des recherches de Nobécourt sur l'anergie tuberculinique. Sans doute cette interruption ne sera pas multipliée et devra toujours rester une mesure d'exception. On pourra toujours obliger le médecin à s'entourer de témoins compétents qui seront des garanties; il faut, d'ailleurs, avoir confiance dans sa conscience professionnelle ou la vie sociale est impossible.

OBSERVATIONS

OBSERVATION I
(Due à l'obligeance de MM. Ducamp, Vallois, Roume)

J. G..., épouse T..., âgée de 24 ans, entre à la Maternité le 24 novembre 1921, enceinte depuis 4 mois environ ; elle a vu progressivement ses forces diminuer ; elle tousse, crache et a dû s'aliter.

En l'interrogeant, nous apprenons que sa mère est morte bacillaire, que son père est vivant et actuellement bien portant ; dans la famille, 3 sœurs, âgées respectivement de 29, 24 et 22 ans, relativement bien portantes, mais d'un tempérament plutôt chétif.

Son mari exerce la profession de mécanicien ; il est âgé de 31 ans et bien portant.

G... n'aurait jamais été malade jusqu'à ce jour ; réglée à l'âge de 15 ans, ses pertes sont toujours restées abondantes, irrégulières, douloureuses. Mariée depuis 1919, la malade a sa première grossesse en 1920 ; celle-ci fut normale et se termina par la naissance d'une fillette, dans de bonnes conditions ; cette enfant a été élevée à l'allaitement mixte ; elle est actuellement en bonne santé, âgée de 16 mois environ.

Les dernières règles remontent au 8 juillet ; depuis ce jour, la malade n'a plus perdu de sang ; le début de cette grossesse fut particulièrement pénible. G... nourrissait encore son premier bébé. Cependant, à part quelques vomissements, elle ne paraît pas avoir présenté des troubles de toxémie; elle n'a pas eu d'albumine dans les urines.

L'état actuel a débuté, il y a 3 semaines environ, par un rhume prolongé, avec toux fréquente, expectoration et douleurs dans les côtés, de petits frissons, des sueurs, surtout le matin, et un amaigrissement rapide, avec sensation de lassitude générale; depuis quelques jours, a dû garder le lit.

A l'examen, on trouve une jeune femme anémiée, au teint pâle, et très amaigrie. Sur le thorax, on note la dépression très marquée des creux sous-claviculaires, et sur le sein droit la trace de plusieurs incisions, nécessitées par de nombreux abcès, survenus au cours de la période de lactation antérieure.

A l'examen physique de l'appareil respiratoire, nous notons. En avant et à droite: au sommet, dans la région sous-claviculaire, de la matité, des vibrations exagérées et de la respiration soufflante. A gauche: au sommet, dans la région sous-claviculaire, matité, expiration rude et prolongée. En arrière et à droite, dans la fosse sus-épineuse, on trouve de la matité, des vibrations exagérées, de la respiration soufflante, et la toux fait apparaître quelques râles sous-crépitants. A la base droite, on trouve de la matité. A la partie moyenne, vers la pointe de l'omoplate, l'auscultation révèle un foyer de râles sous-crépitants, qui s'étend vers la partie latérale du thorax. En arrière et à gauche, dans la région sus-épineuse, on trouve de la matité et quelques râles sous-crépitants. A la base gauche, de la matité prononcée et des vibrations exagérées.

En résumé, l'examen nous révèle des signes physiques de la période de conglomération de la tuberculose pulmonaire, étendue aux deux poumons, avec existence de petits foyers de ramollissement au début, prédominant à droite.

L'auscultation du cœur nous montre l'existence d'une tachycardie prononcée, avec tendance à l'arythmie. Les bruits cardiaques sont assourdis et l'on perçoit un frottement péricardique très net. Le pouls est fréquent: 120, hypotendu. Au Pachon, on note: tens. max.: 12,5; tens. min.: 9.

Du côté de l'appareil génital, la palpation abdominale permet
de percevoir un utérus dont le fonds, assez difficile à délimiter,
paraît perceptible à 12 centimètres au-dessus du pubis. Le
toucher et le palper combinés, nous permettent de confirmer
l'existence de la grossesse, le col est partiellement ramolli et le
corps utérin mou, élastique, se durcit par intervalles.

Du côté de l'appareil digestif, la malade accuse seulement une
anorexie complète, un peu de tendance à la constipation. Il n'y
a pas de dilatation gastrique, ni d'ascite. Le foie et la rate sont
normaux. Les urines abondantes et claires, ne renferment ni
sucre, ni albumine.

Du côté de l'appareil nerveux, rien à signaler.

La malade est mise tout d'abord au repos et on constate que
la toux fréquente s'accompagne d'une expectoration peu
abondante et muqueuse; elle amène souvent des vomissements. La malade dort mal, très agitée et fatiguée par d'abondantes sueurs nocturnes; la fièvre est constante, d'un type irrégu-
lier, rémittente; elle résiste au repos au lit, mais tombe rapidement
sous l'influence de la cryogénine. L'amaigrissement paraît pro-
gresser avec l'asthénie générale; les muscles donnent la réaction
du myo-œdème fortement positif.

L'examen bactériologique des chrachats ne révèle pas la présence de bacilles de Koch. Une double réaction de déviation du
complément donne un résultat négatif pour la syphilis (Wasser-
mann) et également négatif pour la tuberculose (Besredka).

Cependant, cliniquement, le diagnostic de tuberculose pulmonaire paraît s'imposer et, la maladie évoluant rapidement, la
question qui se pose est celle de l'interruption de la grossesse.
M. le profeseur Ducamp, consulté à ce sujet, après avoir examiné
la malade, conclut à l'indication formelle de cette intervention.

Celle-ci fut pratiquée par M. le professeur Vallois. La dilatation artificielle du col fut commencée avec les bougies de Hégar;
puis, on mit en place un petit ballon de Champetier, que la
femme garda vingt-quatre heures. Le lendemain matin, le col était
souple, dilaté suffisamment pour livrer passage au ballon,

qui dût être vidé avant d'être retiré. On introduisit alors les doigts dans le col; celui-ci ayant paru assez ouvert pour le passage du fœtus, les membranes furent rompues et le fœtus extrait par tractions sur les membres inférieurs. Ce fœtus mesurait 25 centimètres, pesait 340 grammes et était normalement conformé. Les suites opératoires furent normales.

Le traitement général antibacillaire fut institué; l'opothérapie réalisée par de l'hémoglobine Deschiens et du jus de viande; la récalcification mise en pratique, suivant la méthode Ferrier, et l'alimentation aussi surveillée que possible. A partir de ce moment, la malade a paru se rétablir rapidement; tout d'abord la fièvre est tombée à la suite de l'administration de la cryogénine et n'est pas remontée; l'appétit est redevenu normal; la toux a cessé presque complètement et l'expectoration s'est tarie, à tel point, qu'il devint difficile d'avoir des crachats pour l'examen; 1 gramme d'iodure de K. ne donnant pas de résultat, on dut employer une portion au Kermès et à l'antimoine; ainsi nous avons pu obtenir quelques crachats muco-purulents; l'examen de ces crachats montra la présence de rares bacilles de Koch (3 à 4 bacilles sur une préparation). Une nouvelle réaction de Besredka, faite le 6 janvier, donna encore un résultat négatif.

Les signes perçus précédemment à l'auscultation persistant, sans toutefois qu'ils se soient aggravés, la malade est examinée devant l'écran radioscopique, par M. le docteur Albaret, qui constata que:

1° Les deux sommets apparaissaient gris et s'éclairant mal à la toux;

2° Les plages pulmonaires, et particulièrement la droite, présentaient des traînées grises et de petits nodules, comme des lentiles à bords flous, praduisant un processus en évolution.

L'amélioration constatée vers la fin de décembre s'est encore accusée durant janvier. La malade a engraissé et, au vingt-quatrième jour après l'intervention, l'apyrexie étant complète, le lever a été permis très progressivement, sous le contrôle du thermomètre; aucune réaction thermique n'a été enregistrée, même avec un exercice modéré.

L'épreuve de Daremberg a été très faiblement positive. Le pouls a diminué de fréquence et sa tension a augmenté. P. $=$ 90; tension max., au Pachon : 14; tension min., au Pachon : 9.

La courbe oscillométrique, construite suivant les indications de Billard et Delaunay tend à reprendre une forme normale, moins écrasée.

OBSERVATION II
(Due à l'obligeance de MM. Vallois et Roume)

M. V..., 22 ans, secondigeste, entre à la clinique obstétricale. le 9 février 1922.

Trois frères sont forts en bas-âge, de maladies inconnues.

Grossesse et accouchement antérieurs normaux; la mère a nourri pendant quatre mois son enfant, puis a cessé l'allaitement, parce que fatiguée. Au début de la grossesse actuelle, vomissements nombreux, constipation; pas d'albumine dans les urines.

L'examen obstétrical révèle une grossesse de quatre mois environ; les dernières règles datent du 7-11 octobre 1922.

L'examen médical montre de l'asthénie, de l'inappétence; la toux est parfois émétisante; jamais d'hémoptysies, expectoration peu marquée. A l'auscultation du poumon gauche, en avant, on trouve, au sommet, matité, vibrations augmentées, légers craquements. En arrière, les craquements descendent jusqu'au tiers moyen du poumon. Le poumon droit paraît sain cliniquement. En outre, on constate une légère tachycardie et de l'hypotension.

Soignée à Montpellier par son médecin traitant, la malade a été vue en consultation par M. le professeur Rimbaud et M. le professeur Vallois, qui décident l'interruption de la grossesse.

M. le professeur Vallois commence par dilater le col avec des bougies de Hégar, introduit ensuite un petit ballon de Champetier de Ribes. Le lendemain, celui-ci est retiré; après rupture des membranes, le doigt est introduit dans la cavité utérine ; le fœtus est extrait ; expulsion du placenta ; on termine par un curage suivi d'un écouvillonnage et d'une injection intra-utérine iodo-iodurée.

Deux jours après l'intervention, cette malade présente des troubles de nature péritonéale. La température s'élève à 39° ; le pouls devient très rapide ; en même temps, arrêt des matières et des gaz, vomissements porracés. Le ventre est tendu, plutôt rétracté. La palpation est peu douloureuse et permet de déprimer la paroi assez facilement. Pas d'empâtement ; météorisme. Les jours suivants, la diarrhée s'installe, le météorisme devient plus net, des ondes péristaltiques sont visibles à jour frisant. On pense que l'on a affaire à une péritonite de nature bacillaire, survenue à la suite du choc opératoire. Jamais d'empâtement ni d'œdème de la paroi.

Durant quelques jours, la température se maintient élevée, le pouls bat à 140, les mouvements respiratoires sont fréquents, la malade présente du hoquet. Cependant les vomissements s'espacent et les symptôme disparaissent le douzième jour.

La malade a été traitée par des injections d'huile camphrée, de morphine, de sérum glucosé ; des injections intrarectales, goutte à goutte de sérum artificiel ; glace sur le ventre ; diète.

OBSERVATION III

(Due à l'obligeance de MM. Vallois, Gaussel, Roume)

G. P..., 32 ans. IIIe geste. Entre à la Maternité le 30 décembre 1922, envoyée du sanatorium Bon-Accueil, où elle était soignée par M. le professeur Gaussel, pour tuberculose pulmonaire unilatérale droite. La date des dernières règles est du 4 au 9 avril dernier, la hauteur utérine 32 cm. au moment de l'arrivée de la malade ; celle-ci est donc au voisinage du terme ; les battements du cœur fœtal sont nettement perçus.

Nous apprenons que la malade a eu deux sœurs décédées, probablement de tuberculose pulmonaire : l'une à 17 ans, l'autre à 24 ans.

Chez elle, la maladie aurait débuté il y a un an environ, en avril, en même temps que la grossesse. A cette époque elle faisait péniblement son travail journalier. Au mois de juin elle a présenté un épisode aigu, toux, point de côté, fièvre, ce qui l'a obligé à garder le lit durant une vingtaine de jours. Depuis elle a dû cesser tout travail. Elle est entrée au sanatorium Bon-Accueil le 21 août 1922. M. le docteur Gaussel conclut à une atteinte unilatérale droite de tuberculose pumonaire. L'examen clinique, pratiqué à cette époque, montre, à droite de la submatité, des vibrations exagérées et une respiration soufflante, même caverneuse ; dans la région sous-claviculaire on trouve des gargouillements. La radioscopie montre un sommet droit voilé et une région sous-claviculaire opaque. A gauche, le poumon est normal à l'examen clinique ou radioscopique.

En présence de l'unilatéralité de ces lésions, M. Gaussel lui appliqua la méthode du pneumothorax artificiel ; la première insufflation d'azote eut lieu le 25 septembre et fut de 400 cc. Du 25 septembre au 31 octobre, il fut pratiqué neuf insufflflations. A partir du début de novembre, la maladie entre dans une période d'évolution fébrile ; le 11 novembre la radioscopie montre la présence de liquide dans la plèvre droite, celui-ci atteint le dôme diaphragmatique.

Les insufflations furent continuées mais les quantités d'azote injectées furent plus faibles, les adhérences pleurales s'opposant à l'extension du pneumothorax. La dernière insufflation eut lieu le 16 décembre et fut de 200 cc.

La malade arrive à la Maternité le 31 décembre, accouche prématurément le 12 janvier d'un enfant bien constitué, de 2.650 gr., qui a été aussitôt placé dans la Pouponnière, afin d'être soustrait à la contagion possible. Depuis, cet enfant se développe bien et normalement.

Après l'accouchement on constata chez la mère une recrudescence très nette de tous les symptômes, de la toux, de l'expectoration; les sueurs devinrent plus abondantes et la température est remontée.

Rentrée au sanatorium le 27 janvier (15 jours après son accouchement), on a constaté à son arrivée que son état s'était plutôt aggravé, la température vespérale a atteint plusieurs fois 39°. Les insufflations d'azote ont été reprises; la première fut de 50 cc. seulement; on fut obligé de l'arrêter à ce chiffre à cause des douleurs de la malade. La seconde a pu être portée à 200 cc. La radioscopie montre la présence de la poche gazeuse, grande comme une paume de la main, à bords imprécis. Une ponction exploratrice, faite pour déceler la nature du liquide, n'a pas donné de résultats mais a montré une plèvre épaissie.

OBSERVATION IV

(Duc à l'obligeance de MM. Vallois et Roume)

M. E... Primigeste de 26 ans, entre à la Maternité le 13 février 1923. Arrivée au terme de sa grossesse, elle est envoyée par le médecin, vu son état général très grave. L'étude de ses antécédents nous apprend qu'elle aurait perdu une jeune sœur, décédée à 7 mois, probablement de méningite. Un frère est décédé de tuberculose; une sœur, malade depuis longtemps, est probablement aussi bacillaire.

Depuis quelque temps la malade avait présenté des troubles dyspeptiques marqués, des alternatives d'excitation cérébrale et de sommeil. Il y a dix jours, après une période de céphalée plus violente, Mme M... a été prise d'une aphasie subite, sans perte de connaissance, mais avec une hémiplégie droite presque complète. Le médecin mandé pensa à une hémorragie cérébrale. Depuis, la paralysie a rétrocédé en partie, mais la céphalée persiste, l'aphasie passe par des périodes de rémission, il existe une constipation opiniâtre, des vomissements fréquents qui surviennent sans effort. Les urines sont rares et foncées, mais non albumineuses.

A l'examen nous trouvons une femme en état de demi-coma, qui geint presque continuellement, présente une photophobie intense et de l'hyperesthésie des téguments. Les bruits du cœur fœtal sont bons au foyer des G. A. Pas de Kœrnig ; un peu de raideur de la nuque.

Une ponction lombaire donne issue à un liquide clair, sous tension et l'analyse de ce liquide donne les renseignements suivants : albumine, 4 gr. ; chlorures, 5 gr. ; 180 éléments mono et polynucléaires sans prédominance, d'une forme ou d'une autre. La température oscille entre 38°6 et 39°2.

Le 14 février, expulsion d'un enfant du sexe féminin, pesant 3.500 gr. Délivrance naturelle, sans hémorragie ; le placenta pèse 600 gr.

Après l'accouchement, l'état de la malade empire brusquement ; la raideur de la nuque devient intense, l'inégalité pupillaire s'accroît. Des injections de sérum glucosé augmentent légèrement la quantité des urines. Le pouls se maintient entre 80 et 100 ; la température au voisinage de 39°.

Une nouvelle ponction lombaire est pratiquée ; l'examen bactériologique montre la présence de nombreux bacilles de Koch dans le culot de centrifugation.

La malade, agonisante, est enlevée par sa famille.

OBSERVATION V

L. C..., 42 ans. VIᵉ geste. Entre à la Clinique Obstétricale le 19 décembre 1922. Sa première grossesse s'est terminée par un avortement vers 4 mois 1/2. Les deuxième et cinquième grossesses ont été normales ; expulsion d'enfants du sexe féminin, décédés à 23 mois et à 5 ans, de méningite ; les enfants nés des troisième et quatrième grossesses sont morts à dix jours et à six mois. Donc, quatre grossesses à terme ; la mère a nourri tous les enfants au sein.

A l'examen, on trouve une malade très dyspnéique, présentant des signes clinique d'infiltration étendue à tout le sommet droit ; quelques crachats sanglants ; cœur arythmique, pouls à 110. frottements péricardiques. L'examen bactériologique de l'expectoration est négatif, de même le Wasserman ; la réaction de Besredka est légèrement positive. Depuis le début de sa grossesse la malade a maigri et présente des sueurs nocturnes.

L'examen obstétrical révèle un fonds utérin dépassant l'ombilic, un petit fœtus mobile. Pas d'albumine dans les urines. La date des dernières règles est du 17 au 20 mai 1923.

Le 9 janvier, accouchement prématuré ; extraction au forceps en O. S. d'un enfant du sexe masculin, pesant 1.160 gr. Le placenta présente de nombreux infractus anciens.

Durant les suites de couches, le pouls oscille entre 90 et 100, la température autour de 37° L'état général de la malade s'aggrave au douzième jour après l'accouchement, pleurésie droite. On fait une ponction et on retire 300 cc. de liquide citrin ; l'examen cytologique révèle une lymphocytose prononcée. La malade, dont l'état empire manifestement, est enlevée par sa famille, le 21 janvier 1923.

L'enfant, mis en couveuse, est décédé le huitième jour après l'accouchement.

Observation VI

(Due à l'obligeance de MM. Vallois et Roume)

S. R..., primigeste de 20 ans, entre à la Clinique Obstétricale le 16 janvier 1920.

Le jour même de son entrée, elle accouche prématurément, et sans incidents, d'un enfant de 2.760 gr.

Chez cette jeune mère, il n'avait été relevé aucun état pathologique susceptible d'être noté ; son mari est bien portant ; ses parents ont avoué qu'elle avait toujours été d'une santé un peu délicate.

Dans les suites de couches, une élévation de température, dont la cause fut recherchée tout d'abord du côté de l'utérus, apparut rapidement. Cependant l'involution de celui-ci semblait normale, le fond s'abaissait régulièrement mais le col était anormalement perméable et les lochies encore sanglantes au douzième jour. En présence de cet état, on pratique un curage de la cavité utérine et on termine par une cautérisation de la cavité à la teinture d'iode.

Malgré cela, la température ne tombe pas dans les jours suivants, la malade se met à tousser et maigrit rapidement. L'expectoration apparaît, le pouls, instable, est aux environ de 120 ; il est hypotendu.

Au vingt-troisième jour après l'accouchement, un examen local montre que tout est terminé du côté de l'utérus. Le col est refermé, la malade ne perd plus, on ne trouve aucun empâtement ni dans le paramètre ni dans le Douglas. L'utérus est parfaitement mobile. Malgré la médication mise en œuvre, la température persiste avec de grandes oscillations, la malade maigrit et sent ses forces décliner rapidement. A ce moment l'auscultation permet de percevoir des signes nets de tuberculose pulmonaire aux deux sommets ; ces signes vont rapidement en se précisant et on trouve bientôt les craquements puis les râles humides.

L'expectoration devient plus abondante, bien que la malade déglutisse une partie des crachats. Ceux-ci, examinés bactériologiquement, montrent la présence de bacilles de Koch.

Un mois après son accouchement, la malade est emportée par sa famille ; elle a succombé chez elle, quelques jours après.

OBSERVATION VII

(Due à l'obligeance de MM. Vallois et Roume)

R. P..., 37 ans, primigeste, entre à la Maternité le 30 septembre 1919.

Son mari, âgé de 41 ans, est bien portant. Dans la famille on ne signale pas d'antécédents pathologiques ; cependant son père et sa mère sont morts de la petite vérole, au cours de l'épidémie de 1887; elle-même, âgée alors de 5 ans, a contracté la maladie.

Elle a toujours été d'une santé délicate, avait des bronchites fréquentes; depuis qu'elle est enceinte elle a beaucoup maigri, ne tousse pas davantage mais crache un peu. Ses crachats sont devenus mucopurulents depuis quelque temps; elle n'y a jamais vu de sang. Depuis quelques jours elle est particulièrement essoufflée et a présenté plusieurs crises de diarrhée et des troubles dyspeptiques.

A l'examen nous trouvons une localisation bacillaire aux deux sommets, surtout développée à droite; en ce point, matité, respiration soufflante et râles humides. A gauche une respiration soufflante, des vibrations diminuées et de la submatité. L'état général est mauvais, le pouls fréquent, instable et hypotendu. La température oscille entre 37° et 38°5.

Le 26 octobre, elle accouche prématurément d'un enfant de 1.750 gr., qui meurt au deuxième jour.

Après son accouchement, la température subit des oscillations plus étendues, l'état général s'aggrave encore plus rapidement. L'involution utérine se fait tout de même d'une façon normale. Quelques jours après, l'expectoration est devenue plus abondante, nettement muco-purulente et l'examen bactériologique des crachats montre la présence de trois à quatre bacilles de Koch par champ.

La malade est envoyée au service des tuberculeux où elle meurt peu de jours après.

Observation VIII

A. C..., 29 ans, multigeste, entre à la Maternité, le 9 août 1920.

Cette malade a fait un séjour de deux semaines au sanatorium Bon-Accueil, où elle est entrée le 7 mai 1920. Elle se plaignait de points de côté, de toux; de plus, elle avait présenté deux hémoptysies en l'absence de ses règles. L'auscultation du poumon révélait alors, au sommet et à la base droite, matité, diminution de la respiration, râles humides et respiration soufflante.

Au sommet gauche, râles humides, respiration soufflante, vibrations exagérées.

Entrée à la Clinique Obstétricale, la malade dit que son père est décédé d'une affection pulmonaire aiguë. Sa mère, bien portante, a eu onze enfants; son mari est en bonne santé. Examinée le 10 août 1920, la malade présente un facies amaigri, forts œdèmes des deux jambes. L'auscultation révèle les mêmes symptômes que ceux constatés à Bon-Accueil. En outre, la malade est sujette à des bronchites fréquentes, a présenté quelques hémoptysies depuis le début de sa grossesse; l'expectoration abondante le matin est de couleur verdâtre; il n'a pas été fait d'examen bactériologique; pas de sueurs nocturnes, pas de température, pas d'albumine dans les urines.

Au point de vue obstétrical, la malade a présenté trois grossesses et accouchements normaux; les enfants vivants ont été nourris au sein. Les dernières règles remontent au 3 mars 1920.

Le 12 août, le mari retire sa femme de la Maternité. M. le professeur Vallois n'avait pas estimé devoir pratiquer l'interruption de la grossesse. Quelques jours après nous apprenons que la malade a avorté spontanément chez elle, au cinquième mois.

OBSERVATION IX

M. J..., 30 ans. IIIe geste. Entré à la Maternité le 12 novembre 1916. Son père est « poitrinaire »; sa mère est atteinte de cardiopathie. Première grossesse il y a sept ans et demi; accouchement normal d'un enfant bien portant, nourri au sein. Il y a trois ans, deuxième grossesse, interrompue au huitième mois par une chute sur le vente; accouchement prématuré d'un enfant mort-né.

Il y a trois mois, la malade a fait une dothiénentérie. Depuis ce jour elle tousse, crache et a présenté des hémoptysies, le 29 novembre 1916 et le 9 janvier 1917. L'auscultation du poumon révèle au sommet droit, en arrière, submatité, obscurité respiratoire et râles humides.

Les dernières règles remontent au début de mars. L'examen bactériologique des crachats n'a pas été fait.

Le 14 janvier, accouchement spontané d'un enfant de 3.100 gr.; le placenta pèse 450 gr. La malade sort le 27 janvier 1917. L'enfant pèse 3.650 gr.

OBSERVATION X

T. M..., 40 ans, VI geste. Entre à la Maternité le 6 mai 1910. Nous apprenons que l'état pulmonaire de la malade a nécessité un séjour de quatre mois au Suburbain, durant sa troisième grossesse.

Durant sa cinquième grossesse, elle a eu des hémoptysies qui ne l'ont pas empêché de nourrir son quatrième enfant durant quatorze mois; les troisième et cinquième ont été confiés à une nourrice. Les premier, troisième, quatrième et cinquième enfants sont vivants, à l'heure actuelle.

L'examen de l'appareil respiratoire nous montre de la matité et des craquements au sommet droit. Au sommet gauche, souffle caverneux et gargouillements. En outre, durant cette grossesse, la malade a eu des hémoptysies et a présenté une recrudescence générale des phénomènes pulmonaires. L'analyse des crachats n'a pas été faite.

La malade accouche à terme le 20 août 1910. Marche du travail normale. Extraction au forceps d'un enfant mâle de 4.110 gr. Suites de couches normales, aucune hémorragie; l'enfant est élevé au biberon.

La mère sort le 15 septembre 1920.

OBSERVATION XI

B. B..., 36 ans. V^e geste. Entre à la Clinique Obstétricale le 30 octobre 1914. Elle a présenté quatre accouchements normaux; les enfants ont été nourris à l'allaitement mixte.

La malade nous apprend qu'elle tousse et crache depuis trois ans; elle n'a jamais eu d'hémoptysies; amaigrissement très marqué, sueurs nocturnes, surtout depuis le début de la grossesse. A l'examen on constate, en avant : aux deux sommets : submatité, respiration rude, expiration soufflante, quelques craquements à la toux, vibrations exagérées, surtout à gauche. En arrière, mêmes signes sthéthoscopiques. L'examen bactériologique des crachats est négatif.

Les dernières règles ont eu lieu le 25 avril 1914. La malade accouche à terme, le 2 février, d'un enfant de 2.660 gr.; le placenta pèse 470 gr.

Suites de couches fébriles; la température oscille du troisième au quatorzième jour, entre 39° et 40°. L'utérus subit une involution normale.

L'enfant se développe mal. Au quinzième jour il pèse 2.300 gr.

OBSERVATION XII

G. L..., 36 ans, VIᵉ geste. Entre à la Clinique Obstétricale le 30 juin 1917. Les cinq grossesses antérieures ont été normales; accouchements à terme spontanés; enfants en bonne santé. La malade n'a jamais eu d'hémoptysie; elle tousse depuis trois mois seulement. A ce moment, son médecin traitant, pensant à une pleurésie purulente, l'a envoyée dans un service chirurgical de l'Hôpital Suburbain; ponction exploratrice infructueuse. Pas d'expectoration.

A son entrée à la maternité, la malade se trouve dans un état cachectique prononcé. L'auscultation montre, en arrière, au sommet droit, une expiration soufflante, grande matité au niveau de l'angle inférieur de l'omoplate du même côté, souffle dur à l'inspiration dans cette zône. Au sommet gauche, expiration prolongée. L'analyse bactériologique des crachats n'a pas été faite.

Les dernières règles datent du 10 novembre 1916. Le 7 juillet, aggravation brusque de l'état général; la malade est très dyspnéique, la respiration est bruyante, le pouls à 160. Le palper obstétrical révèle une petit sommet mobile en position gauche. Les battements du cœur fœtal son bons.

Accouchement prématuré, rapide, pratiqué par M. le professeur Vallois. Ballon de Champetier de Ribes, version podalique et extraction d'un enfant bien portant de 2.050 grammes. La parturiente saignant après l'accouchement, délivrance artificielle. Le placenta pèse 360 grammes. Injection consécutive de 400 cc. de sérum artificiel, huile camphrée; la malade expire à 4 heures du matin.

OBSERVATION XIII

B. V..., 34 ans, V^e geste. Entre à la maternité le 25 septembre 1912. Son père est bacillaire et alcoolique. Les quatre premières grossesses n'ont rien présenté de spécial; les accouchements normaux ont donné des enfants bien portants, nourris au sein maternel.

Durant toute la grossesse actuelle, malaises, sueurs nocturnes, toux, amaigrissement, expectoration muco-purulente. L'auscultation révèle, au sommet droit: submatité, respiration rude et prolongée; souffle caverneux et râles humides s'étendant aux deux temps de la respiration. Au sommet gauche, submatité, respiration rude. L'examen bactériologique des crachats n'a pas été fait.

Cette malade entre en travail le 4 octobre, à terme; expulsion spontanée d'un enfant pesant 2.480 grammes. Le placenta pèse 580 grammes.

Evolution normale des suites de couches, mais fièvre hectique, la température oscillant entre 37° 5 et 39° 5, le pouls avoisinant 120. La malade passe à l'Hôpital Suburbain le 17 octobre 1922. L'enfante est mis en nourrice.

OBSERVATION XIV

F. S..., 24 ans. Primigeste. Entre à la Maternité le 30 août 1921. Pas d'antécédents héréditaires. En novembre 1920, crachats hémoptoïques. En mars 1921, a été atteinte d'une bronchite ayant nécessité trois mois de repos au lit.

A l'examen on constate un œdème mou des deux jambes, surtout marqué au niveau des chevilles. L'auscultation de l'appareil pulmonaire nous révèle, à gauche, dans la fosse sus-épineuse, un foyer suspect de râles humides ; dans la fosse sous-épineuse se trouvent des râles soufflants, reliquats de bronchite. En outre, expectoration verdâtre plus abondante le matin. Les dernières règles datent du 25 décembre 1920. L'examen bactériologique des crachats n'a pas été fait.

Accouchement à terme le 7 octobre, terminé par une application de forceps ; délivrance naturelle ; l'enfant, du sexe féminin, pèse 3.050 gr. ; le placenta, 450 gr. Suites de couches normales.

OBSERVATION XV

C. M..., 22 ans, IVe geste. Entre à la Maternité le 13 juin 1913. Première grossesse normale, il y a cinq ans ; durant sa deuxième grossesse, la malade a été soignée pour une pleurésie et une bronchite ; en même temps débutait un mal de Pott. Cependant l'accouchement a été normal. La troisième grossesse a été pénible ; évolution du mal de Pott ; accouchement normal d'un enfant vivant mais chétif. La quatrième grossesse s'est signalée par des vomissements fréquents, une laryngite, de nature indéterminée, et une anorexie prononcée. On constate, en même temps, un mal de Pott s'étendant de la sixième à la onzième vertèbre dorsale. La gibbosité est indolore à la pression et à la percussion. Faiblesse musculaire des membres inférieurs, réflexes vifs. L'auscultation révèle au sommet droit de la submatité, des vibrations exagérées, de l'obscurité respiratoire, une expiration prolongée. L'examen bactériologique des crachats n'a pas été fait. Pas d'albumine dans les urines. Les dernières règles datent du 25 octobre 1922 ? La hauteur utérine est de 35 cm.

Accouchement provoqué à l'aide de bougies de Krauss, le 25 septembre. Expulsion spontanée d'un enfant du sexe féminin, pesant 3650 gr. ; le placenta pèse 600 gr.

ium

Suites de couches subfébriles; la malade sort le 14 octobre 1913. L'enfant, élevé au biberon, pèse alors 3.550 gr.

OBSERVATION XVI

M. M...., secundigeste, de 23 ans, entre à la Maternité le 9 octobre 1922. Son premier accouchement date du 22 août 1921 et a nécessité l'opération césarienne pour dystocie pelvienne. A 11 ans, la malade a présenté une coxalgie, elle fut plâtrée durant sept mois. Un abcès froid se forma qui fut ponctionné. A l'examen on constate un bassin coxalgique et des traces d'anciens abcès froids au niveau de la hanche droite. De plus, du côté sain, le méplat normal de la saillie du grand trochauter est surmonté d'une tumeur fluctuante, du volume d'un petit melon qui est probablement un abcès froid. Cette tumeur occupe presque toute la partie supérieure de la fesse gauche. Presque sur la ligne médiane, à 1 cm en dehors, une autre petite tumeur, du volume d'une noix, communique avec la précédente. Les antécédents héréditaires ne présentent rien de spécial.

Cette deuxième grossesse évolue normalement. Le dernier jour des dernières règles a été le 19 mars 1922. Le 22 octobre, M. le professeur Vallois, en raison du degré de rétrécissement, décide de pratiquer une opération césarienne à terme et avant tout début de travail. Extraction d'un enfant du sexe masculin, de 3.340 gr. Le placenta pèse 590 gr. Suites opératoires normales. La mère sort le 21 janvier 1923, l'enfant pèse 3.940 gr.

QUELQUES REMARQUES sur ces OBSERVATIONS

Ces observations, recueillies à la Maternité de Montpellier, sont fort intéressantes à de nombreux points de vue.

Observations I et II

Il s'agit de deux malades multipares, âgées respectivement de 24 et 22 ans, présentant des signes très nets de tuberculose pulmonaire, arrivée à la période d'infiltration et de craquements. L'évolution de la maladie était rapide ; les grossesses étaient arrivées au quatrième mois. Dans les deux cas, l'interruption de la gestation a donné de bons résultats ; malgré des symptômes péritonéaux survenus après l'intervention chez une de ces malades, les phénomènes inquiétants de tuberculose ont disparu quelque temps après l'évacuation de l'utérus.

Ici, donc, nous n'avons eu le coup de fouet que l'on pouvait être en droit de redouter sur les lésions pulmonaires. Nous nous garderons bien, d'ailleurs, de tirer de ces deux faits précis une règle générale qui pourrait, si elle était toujours suivie, conduire à des désastres.

Observation III

La malade dont il est question était atteinte de tuberculose unilatérale droite. Elle fut traitée par la méthode du pneumothorax artificiel. Des injections répétées d'azote furent faites, gênées, d'ailleurs par de fortes adhérences pleurales. La malade accouche; son état s'aggrave considérablement et fait craindre une issue fatale.

Le pneumothorax artificiel préconisé d'abord par Hérard et Potain, en France, fut érigé en méthode par Forlanini, de Pavie. Castaigne indique ainsi les résultats obtenus, dans la bacillose pulmonaire unilatérale: chute de la température, diminution de l'expectoration, augmentation de poids. Le 19 novembre 1921 Rist présentait, à la Société Médicale des Hôpitaux, une malade atteinte de tuberculose pulmonaire grave, traitée par le pneumothorax artificiel et devenue enceinte ultérieurement, chez qui l'amélioration obtenue fut très sensible et persista. Bosc, de Tours, publie, en septembre 1922, deux observations. M. le docteur Hervé cite trois cas de malades traitées par cette méthode, qui ont traversé sans incidents la période de gestation et ont mis au monde des enfants bien portants. Il en conclut: la présence des deux poumons n'est pas nécessaire à l'évolution d'une grossesse; le pneumothorax a bien une action curative définitive; aux femmes tuberculeuses traitées efficacement par le pneumothorax, le mariage et la maternité pourront être permis. Léon Bernard, dans la séance de l'Académie de Médecine du 19 décembre 1922, se fait aussi le défenseur de ce procédé.

Dans le cas qui nous intéresse, nous n'avons pas à noter

cette évolution favorable. Il est probable que cet insuccès est dû à ce que le pneumothorax n'a pu être réalisé complètement, par suite des adhérences pleurales. La compression du poumon n'a pas été, de ce fait, suffisante. Nous savons, d'ailleurs, que c'est la grosse difficulté de la méthode, la cause qui explique, le plus souvent, ses échecs thérapeutiques. L'épanchement pleural est fréquent; il existerait, pour certains auteurs, dans la moitié des cas. On l'évacue dès que son abondance l'exige.

OBSERVATIONS IX, X, XIV

Ces observations nous mettent en présence de trois malades présentant des signes cliniques de tuberculose pulmonaire. Chez l'une, F. S..., primipare de 24 ans, la grossesse fut normale; l'accouchement eut lieu à terme, la délivrance fut naturelle et l'enfant, pesant 3.050 gr., était en bonne santé. Aucun incident dans les suites de couches. L'état pulmonaire ne semble pas avoir été influencé gravement par la gestation. La deuxième malade, M. J..., IIIe geste, de 30 ans, nous offre un exemple à peu près identique. Sans doute les lésions pulmonaires ont débuté durant la grossesse, mais faut-il attribuer ce réveil de bacillose probablement latente, étant donné ses antécédents, à son état de gestation ou à la dothiénentérie qu'elle présenta peu avant. En tous cas, l'accouchement et les suites de couches furent normales.

Le cas de la troisième malade est plus intéressant encore. T. M..., VIe geste, de 40 ans, semble avoir présenté des lésions bacillaires dès sa troisième grossesse. La quatrième grossesse se passa cependant sans incidents, mais la cinquième fut signalée par des hémoptysies. Malgré cela, la malade nourrit son quatrième enfant durant quatorze mois. Les hémoptysies se renouvellent au cours de sa sixième grossesse; un souffle caverneux, des gargouillements paraissent au sommet gauche; on note une recrudescence générale des phénomènes pulmonaires. Malgré cela, accouchement à terme; marche du travail et suites de couches normales. Enfant de 4.110 gr.

Ces trois observations sont remarquables. L'état puerpéral n'a pas été influencé par la tuberculose. Cette dernière ne semble pas non plus avoir subi une accélération notable du fait de la gestation. Faut-il l'attribuer, ainsi que le soutient Sabourin, à l'absence du flux menstruel?

OBSERVATIONS IV, V, VI, VII, XI, XIII

Il n'en est pas toujours ainsi et nous voyons fréquemment les lésions pulmonaires bacillaires aggravées par la gravidité. Très souvent, cette aggravation se produit vers la fin de la grossesse, ou au moment des suites de couches. Plus rarement on note une évolution rapide de la tuberculose (observations I et II) au début de la gestation. Chez les malades, dont l'histoire est rapportée dans les observation XI et XIII, les suites de couches furent simplement fébriles, la température revêtant chez l'une d'elle un caractère d'hecticité très accentué; cet état ne peut être attribué à un début d'infection puerpérale, puisque dans les deux cas l'utérus involue normalement. L'observation V suggère les mêmes réflexions. Cependant les manifestations tuberculeuses furent plus intenses; au douzième jour la plèvre réagit et le liquide retiré par ponction montra une lymphocytose notable. C'est vers cette date que notre parturiente fut enlevée par sa famille, effrayée par les progrès rapides du mal. Même coup de fouet provoqué par l'accouchement et les suites de couches sur les lésions de la malade de l'observation VII. Celle-ci meurt peu de temps après l'acte puerpéral.

Chez la parturiente, dont l'histoire est rapportée dans l'observation VI, il n'avait été relevé aucun antécédent pathologique net. Durant les suites de couches, une élévation de température, s'associant à la perméabilité du col, à des lochies encore sanglantes au douzième jour, firent penser à une infection puerpérale. La médication mise en œuvre n'eut aucune influence sur la fièvre. Au 23ᵉ jour, l'auscultation met en évidence aux deux sommets des foyers de tuberculose pulmonaire; bientôt apparaissent les craquements et les râles humides et quelques jours après la malade succombe dans sa famille. Ce qui frappe ici, c'est le début bruque des manifestation bacillaires, leur évolution excessivement rapide après l'accouchement, entraînant en peu de temps l'exitus de la patiente.

Enfin, l'observation VI nous présente une jeune mère, succombant brusquement après l'accouchement, à une méningite tuberculeuse. Cette affection, considérée comme fréquente par certains auteurs, comme rare par d'autres, est d'un diagnostic difficile. Au début, les vomissements, la constipation, la céphalée sont pris pour des troubles sympathiques de la grossesse. Plus tard, quand survient l'agitation, on pense à des prodromes d'éclampsie. L'analyse chimique, cytologique et bactériologique du liquide céphalo-rachidien est d'une importance capitale.

Observations V, VII, VIII

Nous avons dit, précédemment, que très souvent il se produit chez les tuberculeuses pulmonaires enceintes une interruption spontanée de la grossesse, causée par des lésions bacillaires. En voici trois exemples: G..., multigeste de 29 ans (obs. viii), entre à la Maternité le 3 août 1920. Antécédents personnels bacillaires; à l'examen on constate un foyer de bacillose en évolution aux deux sommets. La malade avorte chez elle au cinquième mois. Les deux autres parturientes accouchent aussi prématurément. Dans les trois cas, les malades présentent une évolution rapide, de leurs lésions aussitôt après l'expulsion du produit de conception.

Observation XII

Si l'accoucheur est parfois autorisé à provoquer un avortement, dans le but de sauver la mère, il peut aussi déterminer un accouchement prématuré, dans le but de sauver l'enfant. Il s'agit d'une femme, vi geste, de 36 ans, présentant des localisations bacillaires nettes aux deux sommets. Brusquement, l'état général s'aggrave notablement, la malade est très dyspnéique; le pouls bat à 160. Les battements du cœur fœtal sont bons. En présence de ces faits, M. le professeur Vallois procède à un accouchement prématuré, méthodiquement rapide au huitième mois et extrait par version podalique un enfant bien portant de 2.050 gr. La mère succombe quelques heures après. Le résultat est donc aussi bon qu'il pouvait l'être.

Observations XV et XVI

Ces observations nous permettent d'envisager les rapports de la puerpéralité et de la tuberculose ostéoarticulaire. Cette question a donné lieu à de nombreux travaux; les médecins arabes et grecs, Lisfranc, Larrey, Lannelongue, Ollier, Volkmann, Conheim, Max Schuller, s'en occupèrent.

L'une des malades dont il s'agit fut atteinte d'un mal de Pott durant sa deuxième grossesse; cette tuberculose vertébrale évolua normalement durant la troisième et quatrième grossesse, accompagnée d'autres manifestations bacillaires. L'accouchement fut normal, l'enfant bien portant.

La deuxième malade, atteinte de coxalgie vers l'âge de 11 ans, présente un bassin vicié. En outre, au niveau du trochanter et de la partie supérieure de la fesse gauche, se trouve une tumeur fluctuante, qui n'est autre qu'un abcès froid. Un an après, deuxième grossesse; l'abcès froid était resté stationnaire. Une opération césarienne, due à la dystocie pelvienne, fut nécessaire dans les deux cas.

Lagrange, dans le traité de chirurgie de Reclus et Duplay, écrit que la grossesse affaiblit l'organisme et « le fait apte pour que le germe tuberculeux pousse dans l'articulation ».

C'est peut-être ce qui s'est passé pour notre cinquième malade, chez laquelle le mal de Pott débuta durant la grossesse. Cependant, il semble que l'on puisse dire que ni la grossesse, ni l'accouchement, ni les suites de couches n'ont d'influence marquée sur la tuberculose ostéo-articulaire. Le processus morbide latent ou actif est peu ou pas modifié par l'apparition ou le développement d'une gravidité. De même les manifestations bacillaires ostéo-articulaires n'influent pas davantage sur la marche normale de la gestation, exception faite, naturellement, pour les viciations pelviennes, causes de dystocie. Ces conclusions, adoptées, d'ailleurs par le docteur Stéphan Ghenoff, dans sa thèse de Toulouse 1914, basée sur 26 observations, sont celles de la plupart des auteurs classiques.

Sort ultérieur des Enfants

Normaux	N° Obs.	4	9	10	14	15	16
	Poids gr.	3.500	3 100	4 110	3.050	3 650	3.340
Débiles (à terme)	N° Obs.	11			13		
	Poids gr.	2 660			2 480		
Prématurés	N° Obs. Spont.	3	5	6	7	Provoq.	12
	Poids gr.	2 650	1.160	2 760	1.750		2.050
Avortements	N° Obs.	Spontané 8			Provoqué		1 et 2
	Poids	?					? ?

En somme, sur seize observations, nous avons six enfants normaux, deux débiles à termes qui se développent mal, cinq prématurés, dont deux (v *et* vii), meurent au huitième jour et deux après l'accouchement. A remarquer que parmi les six femmes tuberculeuses qui ont donné naissance à des ayants normaux, deux étaient atteintes de lésions ostéo-articulaires.

CONCLUSIONS

I. — Les considérations précédentes mettent en relief
tout l'intérêt qui s'attache à la question de la puériculture
intra-utérine. Il faut à la France des enfants sains, et à
ce point de vue il est désirable que les pouvoirs publics
assurent dans la plus large mesure possible la prophylaxie
antituberculeuse.

II. — Il paraît indéniable que la puerpéralité aggrave
la tuberculose pulmonaire ; cette aggravation due à l'anergie tuberculinique, provoquée par la gestation, est en
rapport avec l'âge de la malade, le nombre des grossesses
et la forme clinique de la tuberculose.

L'état puerpéral ne semble pas influencer notablement
l'évolution des tuberculoses ostéo-articulaires..

La grossesse, surtout les grossesses répétées, font
apparaître la tuberculose chez la prédisposée, placée dans
un milieu social peu favorable.

III. — L'avortement thérapeutique provoqué, chez les
tuberculeuses pulmonaires enceintes, ne doit pas être
systématiquement proscrit. Il peut, dans des conditions
déterminées, donner de très bons résultats. Il est, d'ailleurs impossible de résumer la conduite à tenir dans une
formule mathématique, répondant à tous les cas. D'où nécessité de bien individualiser chaque malade.

IV. — Il ne faut pas permettre à la mère tuberculeuse de nourrir : c'est là une cause d'affaiblissement pour elle et de contagion pour son enfant. Il semble même qu'on doive déconseiller l'allaitement à la simple prédisposée, *à fortiori* lorsque les conditions sociales permettent de suppléer à cette abstention par une alimentation artificielle favorable au nouveau-né. Cependant, si l'allaitement naturel est mis en œuvre, il importe de soumettre la mère à une surveillance médicale rigoureuse.

V. — A côté de l'hérédité de terrain, de l'hérédité hétéromorphe, admise par tous les auteurs, nous pouvons dire que l'hérédite de graine, l'hérédité directe existe, mais elle est rare et il est impossible, dans l'état actuel de nos connaissances, d'en déterminer exactement sa fréquence.

BIBLIOGRAPHIE

Auche. — *Journal de Médecine de Bordeaux*, février 1914. Du passage des bacilles de Koch dans le lait des nourrices.

Andral. — *Cliniques Médicales*, tome iv, 1840.

Astrie (Eugène). — Contribution à l'étude de la tuberculose primitive de l'utérus. Thèse de Lyon, 1913, 1914, 148.

Bonnaire. — *Presse Médicale*, 6 octobre 1905.

— *Presse Médicale*, 25 mars 1922.

Barbier. — *Traité de Médecine de Gilbert et Thoinot,* 1910. Article tuberculose pulmonaire.

Bar, Brindeau et Chambrelent. — La pratique de l'art des accouchements.

Bar. — Tuberculose et grossesse. VII° Congrès de la Tuberculose.

— Discours à l'Académie de Médecine, 14 novembre 1922.

— Congrès de la Tuberculose. Rome, 1913.

Bar et Devraigne. — *Revue Mensuelle d'Obstétrique et de Gynécologie,* avril 1905. Sensibilité des femmes enceintes à la tuberculine.

Broca. — Traitement des tumeurs blanches.

BAUMES. — *Traité de la phtisie pulmonaire*, tome I, An. 3.

BALTHAZAR. — Discussion à l'Académie de Médecine, décembre 1922.

BOSSI. — VIIe Congrès de la Tuberculose, 1912.

BERNARD (Léon). — *Presse Médicale*, novembre 1921. Discussion à l'Académie de Médecine, 1922.

BUMM. — Précis d'obstétrique en 28 leçons. Edition française de Payot, 1911. P. 310.

BOSC, de Tours. — *Gazette Médicale du Centre*, septembre 1922.

COURMONT (Jules). — Précis de Bactériologie, 1911.

COURMONT (Paul). — Pathologie générale, 1919.

CASTAIGNE et PAILLARD. — La Tuberculose.

CHAMBRELENT et VALLÉE. — *Annales d'hygiène publique*, 1922.

DUBREUILH, de Bordeaux. — *Bulletin de l'Académie de Médecine*, 1851.

DUMAREST et BRETTE. — *Presse Médicale*, juin 1922. Discussion à l'Académie de Médecine, 1922.

DUBRISAY et JEANNIN. — Précis d'accouchement, 1915.

DÉMELIN. — La Médecine, avril 1920.

DUFOUR et THIERS. — Société de Pédiatrie, 1913.

DELMAS (Paul). — Le sort des femmes enceintes pauvres dans la société. *Gazette Médicale de Montpellier*, 25 janvier 1912.

DAUTIER (Justin). — Contribution à l'étude de l'influence de la grossesse sur la tuberculose. Thèse de Paris, 1919-1920, 233.

DESTRÉS (Pierre). — Aperçu des principaux moyens employés pour combattre la tuberculose. Thèse de Montpellier, 1919, 15.

DEBRI (R.). — L'anergie dans la grippe. *Société de Biologie*, 26 octobre 1918.

Fonsagrives. — Thérapeutique de la phtisie pulmonaire, 1866.

Gaussel. — Traitement de la tuberculose pulmonaire.

Grisolle. — Archives de médecine, janvier 1850.

Gaulard. — Thèse d'agrégation. Paris, 1880.

Chavigny. — Presse Médicale, 29 avril 1922.

Guéneau de Mussy. — *Gazette des Hôpitaux*, 1868.

Grancher. — Traité de Médecine et de Thérapeutique. Article tuberculose, Paris, 1900.

Coulomb (Marcel). — La Protection de la Maternité et de l'Enfance. Thèse Montpellier, 1920.

Ghenoff (Stéphan). — Les arthrites bacillaires et leurs rapports avec la grossesse et l'accouchement. Thèse Toulouse, 1914-1915, 28.

Hergott. — Tuberculose et gestation. *Annales de Gynécologie*, juillet 1891. Discussion à l'Académie de Médecine, 28 novembre 1922.

Hippocrate cité par Favre et Thomas. — Tuberculose et puerpéralité. Thèse de Paris, 1905.

Hervé. — *Revue de la Tuberculose*, 1921. Grossesse et pneumothorax.

Jeannet (Paul). — L'anergie au cours de la gestation et de la puerpéralité. Thèse de Paris, 1920.

Landouzy et Martin. — *Revue de Médecine*, 1885.

Landouzy et Lœderich. — Rapport à la IXe Conférence Internationale contre la tuberculose. Bruxelles, 1910.

Louis. — Recherches anatomiques pathologiques et thérapeutiques sur la phtisie, 1843.

Lassègue. — De l'influence de la grossesse et de l'état puerpéral sur la marche de la tuberculose. Thèse de Paris, 1856.

Lœser (Gertrude). — Le pronostic de la tuberculose chez les femmes enceintes. Thèse de Paris, 1913-1914.

Laumonier. — Grossesse et Tuberculose. *Gazette des Hôpitaux*, 6 mars 1923.

Mauriceau. — Observations sur la grossesse et sur l'accouchement des femmes et sur leurs maladies, tome ii, 1715.

Marfan. — Incidents de l'allaitement naturel. *Journal des Praticiens*, février 1917. Traité de l'allaitement, 5 mars 1911.

Nobécourt et Paraf. — 28 novembre 1919: L'Anergie Tuberculinique au cours de la grossesse.

Nobécourt et Paraf (Jean). — Influence de la grossesse sur l'évolution de la tuberculose pulmonaire et pleurale, 18 février 1920.

Pinard. — La contamination des nourrissons par les mères tuberculeuses, 16 octobre 1920. Discours à l'Académie de Médecine, 21 novem. 1922. *Annales de Gynécologie et d'Obstétrique*, juin 1913.

Peter. — *Cliniques Médicales*, tome ii, 1879.

Péauh (André). — Contribution à l'étude des rapports réciproques de la tuberculose et de la puerpéralité. Thèse de Paris, n° 304, 1919-1920.

Pozzi. — Traité de Gynécologie clinique et opératoire.

Poncet. — Rhumatisme tuberculeux.

Von Pirquet. — Klinische studien under Vackzination et vackziniale allergie (Leipzig, un. Wien. Franz. Denticke, 1907).

Ritz. — Tuberculose et puerpéralité. *Presse Médicale*, 26 novembre 1921.

— Société d'Obstétrique et de gynécologie, 14 mars 1921.

SERGENT. — *Journal de Médecine et de Chirurgie pratique*. 25 avril 1922.

— Tuberculose et Grossesse. *Presse Médicale,* juillet 1913. Discussion de l'Académie de Médecine, 1922.

SHANTA. — Tuberculose et Gestation. Vienne, 1911.

SAKKA ALI. — La Tuberculose pulmonaire chez la femme enceinte. Thèse Paris, 1917-1918, 112.

SIMS. — Observations sur les maladies épidémiques, 1778.

SABOURIN. — A propos du mariage des tuberculeuses. *Journal des Praticiens,* 5 septembre 1918.

TARNIER et BUDIN. — Traité de l'art des accouchements.

TECON DE LEYSIN. — Influence de la grossesse, de l'accouchement et de l'état puerpéral sur la tuberculose pulmonaire. *Revue Suisse de Médecine,* 23 août 1913.

VAUCHER. — Société de Médecine du Bas-Rhin, 28 janvier 1922.

VIGNE. — *Paris Médical.* Tuberculose et Gestation, 1920.

VALLOIS et ROUME. — Société Obstétricale de Montpellier. Séances de février 1922, février et avril 1923.

SERMENT

En présence des Maîtres de cette Ecole, de mes chers condisciples et devant l'effigie d'Hippocrate, je promets et je jure, au nom de l'Etre suprême, d'être fidèle aux lois de l'honneur et de la probité dans l'exercice de la Médecine. Je donnerai mes soins gratuits à l'indigent, et n'exigerai jamais un salaire au-dessus de mon travail. Admis dans l'intérieur des maisons, mes yeux ne verront pas ce qui s'y passe; ma langue taira les secrets qui me seront confiés, et mon état ne servira pas à corrompre les mœurs ni à favoriser le crime. Respectueux et reconnaissant envers mes Maîtres, je rendrai à leurs enfants l'instruction que j'ai reçue de leurs pères.

Que les hommes m'accordent leur estime si je suis fidèle à mes promesses! Que je sois couvert d'opprobre et méprisé de mes confrères si j'y manque!